AF362073

Cápsula endoscópica

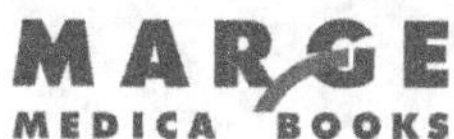

Cápsula endoscópica

Editor

Dr. Joaquim Balanzó

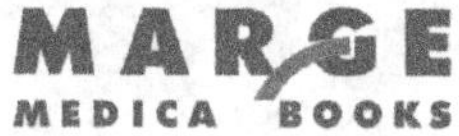

Cápsula endoscópica
Editor: Dr. Joaquim Balanzó

1.ª edición 2008
2.ª edición 2012

© de esta edición: ICG Marge, SL

Edita: Marge Médica Books - València, 558, ático 2.ª - 08026 Barcelona (España)
www.marge.es - Tel. +34-932 449 130 - Fax +34-932 310 865

Director editorial: Hèctor Soler
Gestión editorial: Ana Soto, Anna Palacios
Edición: Rosa Serra, David Soler
Compaginación: Mercedes Lara
Impresión: Impulso Global Solutions (Tres Cantos, Madrid)

ISBN: 978-84-15340-28-7
Depósito Legal: B-26.634-2012

Reservados todos los derechos. Ninguna parte de esta edición, incluido el diseño de la cubierta, puede ser reproducida, almacenada, transmitida, distribuida, utilizada, comunicada públicamente o transformada mediante ningún medio o sistema, bien sea eléctrico, químico, mecánico, óptico, de grabación o electrográfico, sin la previa autorización escrita del editor, salvo excepción prevista por la ley. Diríjase a Cedro (Centro Español de Derechos Reprográficos, www.conlicencia.com) si necesita fotocopiar o escanear algún fragmento de esta obra.

Índice

Capítulo 6

Capítulo 7

Capítulo 8

Capítulo 9

Capítulo 10

Capítulo 11

Agradecimientos

A las doctoras Begoña González y Sara Galter, con quienes trabajé durante varios años en esta técnica tan apasionante y con tanto futuro como es la cápsula endoscópica en el Hospital de la Santa Creu i Sant Pau.

Al Institut de Recerca del Hospital de la Santa Creu i Sant Pau, en especial a Fabiola Fernández, Cati Pérez y Eva José, por su colaboración y constante apoyo.

Al Instituto de Salud Carlos III, por los FIS, por formar parte de la Red de Centros en Gastroenterología y Hepatología y ser en los últimos años miembro consultor de Ciberdhed, lo que sirvió para adentrarnos en el conocimiento y la investigación de la cápsula endoscópica.

A Given Imaging y Endotécnica, en concreto a Joaquín Hidalgo, Pedro Fenollar y María José de Lara por su apoyo continuado y su patrocinio para escribir esta obra.

A Marge Médica Books, especialmente a Ana Soto y Hèctor Soler por la esmerada presentación de este libro.

A la Clínica Creu Blanca (Eulalia Alomar, Joaquim Sannicolás, Cristina Álvarez y Rosa Barrios) porque me ha dado todas las facilidades necesarias para seguir trabajando e innovando sobre la cápsula endoscópica.

A Norgine (María Ovelar, Amparo Auñón, Olga Solé y Tatiana Vilchez) por su colaboración en esta obra.

DR. JOAQUIM BALANZÓ
Miembro de la American Gastroenterological Association
Miembro de la American Society of Gastrointestinal Endoscopy
Médico Consultor del Departamento Digestivo de la Clínica Creu Blanca
Miembro del Comité Consultor de Ciberehd del Instituto Carlos III
Médico Consultor del Departamento Digestivo de Sanitas
Director Emérito de la Escuela de Patología Digestiva
del Hospital de la Santa Creu i Sant Pau

Prólogo

Desde tiempos inmemoriales, el ser humano ha basado gran parte de su aprendizaje y adquisición de conocimientos en la observación.

Si junto con ello aceptamos que ya el hombre prehistórico padecía enfermedades, será fácil deducir que, desde esa presunción, observación y enfermedad han formado un binomio inseparable para el ser humano y especialmente para todas aquellas personas que han querido dedicar su vida a investigar a fondo estas alteraciones, conocer sus causas, sus mecanismos de acción, su evolución y desenlace.

Los sanadores, curanderos o médicos han transportado estas inquietudes hasta límites insospechados. Ya en restos arqueológicos, hemos podido descubrir prácticas que certifican la relación de las enfermedades o anomalías y la observación y el deseo de llegar más allá de lo que somos capaces de ver a simple vista: cesáreas, extracción de cálculos, trepanaciones, extracciones de cristalino y un largo etcétera apoyan esta teoría.

En la medicina más moderna no se han abandonado estos principios. Así, los grandes descubrimientos que han permitido el avance de los conocimientos médicos más determinantes han tenido siempre como objetivo el poder visualizar o acceder al interior del organismo para ampliar la información de lo que ocurre en cada situación patológica.

Todos estos descubrimientos han sido adaptados en su momento a la medicina, lo que ha facilitado el desarrollo de técnicas como la disección; la cirugía; posteriormente, la radiología con todos sus principios físicos adaptados a la observación del interior del organismo enfermo, y, finalmente, la endoscopia, con un sinfín de otras especialidades y procedimientos que han ido aumentando y mejorando los conocimientos de la ciencia médica hasta la actualidad.

La endoscopia *(endo* «dentro» y *skopéo* «mirar detenidamente»)* es la técnica médica basada en aquellos sistemas que permiten la visualización de partes del organismo desde el exterior, utilizando para ello orificios naturales como inicialmente la boca, el ano, los orificios nasales, la vagina, la uretra, etc., o, más recientemente, los orificios extras internos y externos practicados previamente (laparoscopia, toracoscopia, artroscopia, endoscopia cerebral, colecistectomía por endoscopia a través del estómago, etc.).

El primer endoscopio fue el espéculo vaginal, del cual se han descrito algunos rudimentos en restos arqueológicos romanos fechados en el siglo I. En el siglo VII se localizaron unos documentos en los que se detalla la existencia de espéculos de usos diversos.

Sin embargo, no fue hasta finales del siglo XVI cuando se empezaron a utilizar espéculos más complejos, con motivo de la incorporación de especialidades como la otorrinolaringología y sus espéculos auditivos y orales; este último, combinado con un pequeño espejo, permitía la visualización y exploración del tramo más alto del esófago.

En Francia, a mediados del siglo XIX, se describe el primer uretroscopio, utensilio rígido de visión directa que con algunas mejoras se utilizó, posteriormente, como instrumento para la exploración del útero, el recto y el tramo proximal del esófago, además de para la uretra.

Léonard Rivière, a principios del siglo XIX, ya había presentado en la Escuela de Medicina de París un nuevo instrumento para la extracción de cuerpos extraños localizados en el esófago, instrumento que probablemente tuvo también otras utilidades y que fue el antecesor del uretroscopio de Desormeaux. Pese a este hecho, el uretroscopio de Desormeaux es considerado el padre de la endoscopia, dado que su inventor publicó en París, en 1865, un tratado *De la endoscopia y sus aplicaciones,* en el que introdujo por primera vez la palabra endoscopia.

En 1868 A. Kussmaul estableció el inicio de la endoscopia digestiva, mediante la primera demostración del uso de un endoscopio rígido introducido a través de una guía, alineando la boca con el cardias. Desde 1868 y hasta la actualidad, la endoscopia ha ido evolucionado de forma paralela a los descubrimientos científicos y avances técnicos (corriente eléctrica, lámpara de incandescencia, fibras elásticas, cámaras fotográficas, fibra óptica, luz fría, videocámaras, etc.).

En 1939, después de la aparición del endoscopio rígido, apareció el primer gastroscopio semiflexible, y en 1950, en Japón, la primera gastrocámara. En 1956, apareció el endoscopio flexible, una innovación que incorporaba la fibra óptica para la visión, hecho que proporcionó una mejora y una ampliación de la exploración del tracto digestivo superior, además de una disminución drástica de las complicaciones.

Como consecuencia de esta nueva incorporación y el perfeccionamiento del endoscopio de fibra, se pudieron realizar las primeras colonoscopias (1965) que permitieron la exploración del ciego y del íleon terminal en porcentajes elevados. Desde esa fecha, las innovaciones han ido aumentando; así, a finales de los años sesenta se hizo la primera colangiopancreatografía retrógrada, y en 1971, la primera polipectomía, de forma simultánea a la primera papilotomía endoscópica.

En 1983 se introdujo la técnica que sigue en uso en la actualidad, la videoendoscopia, que ha ido incorporando modificaciones y mejoras con el paso del tiempo.

Sin embargo, estos instrumentos capaces de navegar por el tracto digestivo alto y bajo, obtener una visión de calidad, así como poder realizar procedimientos diagnósticos (toma de biopsias, citologías, etc.) y terapéuticos (polipectomías, papilotomías, extracción de cálculos, colocación de prótesis, etc.), no permitían explorar el intestino delgado, a excepción de su porción más proximal (duodeno) y distal (válvula ileocecal e íleon terminal).

En los últimos años se han desarrollado instrumentos para visualizar el intestino delgado y poner en práctica diversas técnicas de enteroscopia, por pulsión, de doble balón o intraoperatoria, que han obtenido unos resultados muy positivos. Hay que remarcar que la técnica que destaca de la concepción habitual de la endoscopia e incluso supera en algunos casos a los métodos tradicionales es la cápsula endoscópica, presentada en el año 2001, un artilugio que hace unos años se hubiera considerado un producto de ciencia ficción.

Conceptualmente, esta maravilla tecnológica ya tenía algunos precursores entre escritores y pioneros del cine, que en su momento hicieron famosas las cápsulas como instrumento para emprender sorprendentes experiencias.

Julio Verne, hace ciento cincuenta años, creó una cápsula espacial para explorar nuevos horizontes y viajar de la Tierra a la Luna, lo que, aunque se consideró utópico, era fruto de una mente que se adelantaba a las creaciones de la época.

También podemos recordar la imagen de la Luna con una cápsula incrustada en uno de sus ojos, imagen que inmortalizó hace más de cien años George Méliès en una de las primeras películas que se realizaron en la historia del cine, *Le voyage dans la Lune,* basada en *De la Tierra a la Luna* de Julio Verne y en *The first men in the moon,* obra de otro de los escritores visionarios, Herbert George Wells.

Hay que destacar que fue Isaac Assimov en *Viaje alucinante,* el que se acercó a la idea de introducir una cápsula en el cuerpo humano, dado que en la obra un grupo de científicos se miniaturizaban e introducían en el torrente circulatorio de un científico en estado de coma para intentar eliminar un coágulo en el interior de su cerebro. Esta novela fue llevada al cine con gran éxito por Richard Fleischer en 1966.

Esta obra dedicada a la cápsula endoscópica, nos ayudará a conocer mejor este seguro y confortable instrumento de diagnóstico, así como sus fundamentos técnicos, los elementos necesarios para un uso correcto, la diversidad de modelos, cuál es la duración de la exploración, las indicaciones, las limitaciones y las perspectivas de futuro.

Además, permitirá divulgar entre digestólogos, internistas, hematólogos, cirujanos, médicos de familia, personal de enfermería dedicado a la endoscopia, y también entre biólogos, personal técnico, e investigadores, el mundo de la cápsula endoscópica, de una forma sencilla, útil y práctica.

Por lo tanto, este estudio pretende mostrar el futuro de esta maravilla tecnológica, que no sólo es útil para explorar el intestino delgado, sino también para visualizar el colon, que junto con los grandes adelantos radiológicos, como la colonoscopia virtual y las modernas técnicas endoscópicas de magnificación actuales, nos ayudará a detectar de forma precoz y mejorar la prevención del cáncer de colon.

DR. JOSEP JUST TIMONEDA
Médico Adjunto
Servicio del Aparato Digestivo
Diagnosis Médica
Centros Médicos Creu Blanca

Cápsula endoscópica

Capítulo 1

Introducción y reseña histórica

1 Introducción

El objetivo de esta obra es dar a conocer a gastroenterólogos, internistas, médicos de familia, cirujanos y hematólogos el avance que ha representado la cápsula endoscópica en el estudio del intestino.[1]

La capsuloendoscopia, técnica de gran innovación, consiste en un pequeño dispositivo cilíndrico, de fácil deglución, y representa un avance revolucionario, dado que rompe con el concepto clásico de las técnicas endoscópicas existentes con anterioridad. Hay que destacar que la capsuloendoscopia no es invasiva; permite un deslizamiento de forma autónoma con la ayuda de los movimientos gastrointestinales a través del tubo digestivo, sin dolor; y, además, hace posible la obtención de imágenes endoscópicas de gran calidad.

Esta nueva tecnología es de una inestimable ayuda en el diagnóstico de las enfermedades del tracto gastrointestinal, especialmente del intestino delgado (véase la figura 1).

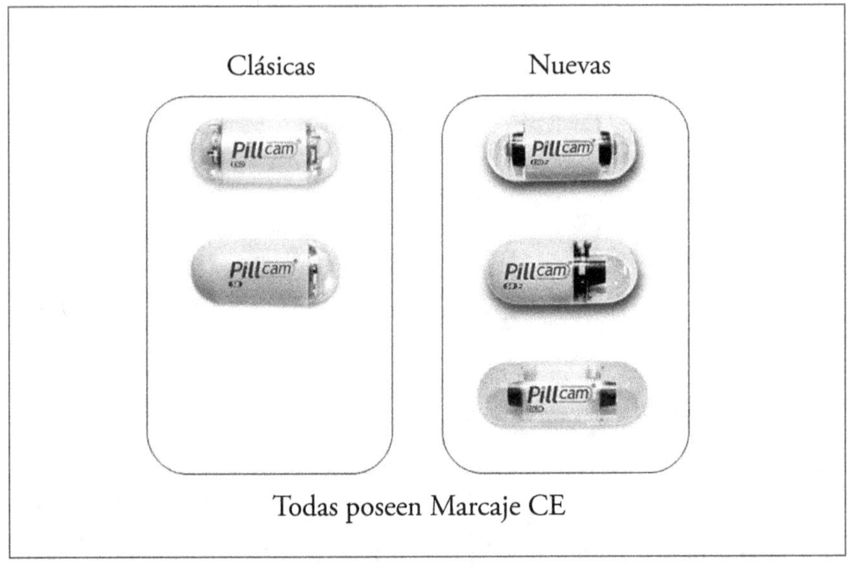

Figura 1. Diferentes modelos de videocápsula endoscópica PillCam®.

Por el tamaño de la cápsula, es recomendable no administrar en pacientes con una edad inferior a los diez años. Las principales indicaciones de la cápsula endoscópica son:[2]

1. En el *intestino delgado* son la hemorragia de origen oscuro, la anemia crónica, y la sospecha de enfermedad de Crohn del intestino delgado y, en un sentido más amplio, la detección de las diferentes patologías del intestino delgado, especialmente la enfermedad celíaca, los tumores y pólipos del intestino delgado y las lesiones secundarias a los antiinflamatorios no esteroídicos.

2. En el *colon* disponemos, además, a partir de este año, de una cápsula capaz de visualizarlo, lo que facilitará la detección de pólipos y el *screening* de cáncer de colon en la población general y, sobre todo, en familiares de primer grado.

3. También se ha diseñado una cápsula específica para la visualización del *esófago,* mediante una técnica no invasiva que permite detectar esofagitis, Barrett y la presencia de varices.

4. Disponemos de una *cápsula reabsorbible* (véase la figura 2) que no toma imágenes, necesaria para aquellos pacientes a los que se les indica la cápsula estándar, pero en los que es probable que la presencia de una estenosis relativa impida el paso de la cápsula estándar.

2   Reseña histórica

En 1981, el doctor Gabriel Iddan,[3] ingeniero israelí, perteneciente al Ministerio de Defensa de Israel y encargado de la sección electroóptica de la defensa israelí para la aplicación en misiles, inició las investigaciones.

Gabriel Iddan aprovechó su estancia en Boston para trabajar, durante el año sabático que se tomó, en una compañía de instrumentos médicos. Un gastroenterólogo, Elian Scapa, le comentó los problemas del endoscopio clásico de

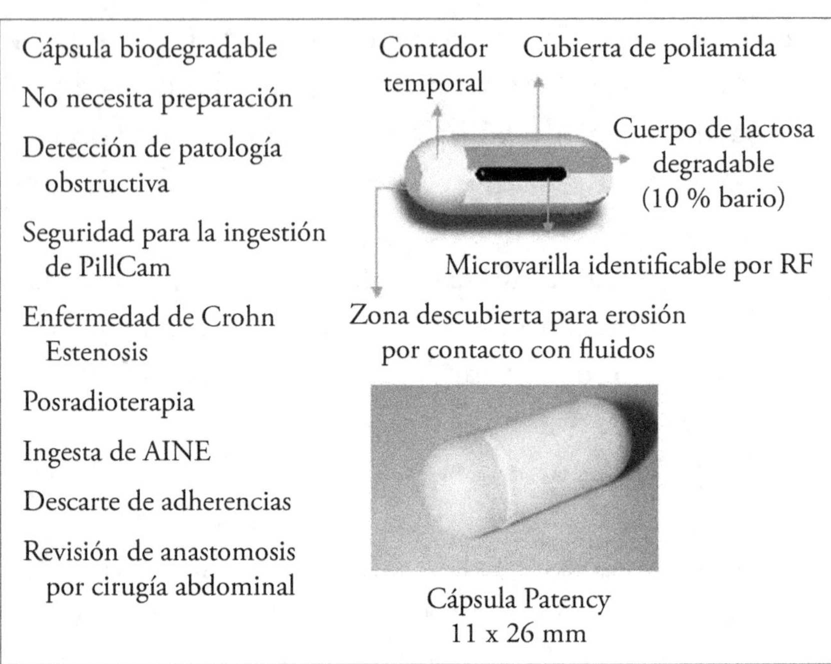

Figura 2. Cápsula reabsorbible.

fibras y la dificultad que existía para visualizar el intestino delgado.

Unos años después, el endoscopio de fibras fue sustituido por los actuales videoendoscopios, y aprovechando esta nueva tecnología, fue en 1994 cuando Iddan se dedicó a tiempo completo a la creación de un endoscopio sin cables *(wireless capsule)*, motivo que impulsó el nacimiento de la compañía Given Imaging Ltd. (GastroIntestinal Video Endoscopy, Yokneam, Israel); de este modo se iniciaron definitivamente las investigaciones para obtener los primeros prototipos, con el objetivo de lograr su puesta a punto, y la campaña de mercadotecnia de lo que posteriormente sería la actual cápsula endoscópica, la grabadora y el sistema informático para leer las imágenes en un ordenador.

Fue en 1997 cuando Iddan coincidió con el doctor Paul Swain[4] del Royal Medical Collage de Londres, y comprobaron que ambos estaban trabajando en la misma dirección, aunque de forma independiente. Paul Swain y la empresa Given decidieron aunar sus esfuerzos, trabajando conjuntamente en el desarrollo de la cápsula y probarla en experimentación animal para luego hacerlo en humanos.

En octubre de 1999, Swain, en la clínica del doctor Eitan Scapa, deglutió la primera cápsula endoscópica para uso humano. Un año después, en el 2000, diez voluntarios sanos también la deglutieron. En la *Digestive Disease Week* del año 2000 se presentaron las primeras imágenes del intestino delgado, cuyos resultados fueron publicados en *Nature,*[5] y la cápsula endoscópica fue aprobada por la FDA, para su empleo en la clínica humana, en agosto de 2001. La inclusión en Europa como marca CE fue en mayo 2001 y desde esta fecha se puede comercializar en los países de la Unión Europea como un producto sanitario. Recientemente se aprobó la prestación de la cápsula en la hemorragia de origen oscuro, publicada en el *Boletín Oficial del Estado.*[9]

El Ministerio de Sanidad y Consumo publicó en el mes de diciembre de 2004 un informe técnico sobre *La capa-*

cidad diagnóstica y seguridad de la cápsula endoscópica en la patología del intestino delgado, informe que fue encargado a la Agencia de Evaluación de Tecnología e Investigación Médicas de la Generalitat de Catalunya.[6]

Actualmente, la capsuloendoscopia es una técnica totalmente reconocida para el estudio del intestino delgado y el número de exploraciones en el mundo supera las quinientas mil; también se han publicado centenares de artículos sobre esta técnica.

Además de la cápsula específica para el intestino delgado, Given Imaging ha diseñado dos nuevas cápsulas endoscópicas,[7,8] una introducida en el año 2005 para el examen del esófago y otra, comercializada en nuestro país este año, para el examen del colon.

Otras compañías como Olympus (Japón), Chongqing (China) e Intromedic (Corea) recientemente han desarrollado cápsulas, pese a que la mayor parte de las publicaciones están basadas en la cápsula de Given Imaging, a la cual nos ceñiremos en este libro.

Bibliografía

1. Fleischer D. Capsule endoscopy: the voyage is fantastic-will it change what we do. Gastrointest Endosc 2002; 56: 452-55.

2. Costamagna G, Riccioni ME, Keuchel M. Patency capsule en Keuchel, Hagenmüller, Fleischeren Atlas of video capsule

endoscopy Ed Springer 2006; 33-6.

3. Iddan GJ, Swain CP, Barkin JS ed. History and development of capsule endoscopy. Wireless capsule endoscopy. Gastrointest Endosc Clin N Am 2004; 14: 1-9.

4. Swain CP, Gong F, Mills TN. Wireless transmiss of a color television moving image from the stomach using a miniature CCD camera, light source and microwawe transmitter. Gut 1996; 39: A26.

5. Iddan G, Meron G, Glukhovsky A *et al.* Wireless capsule endoscopy. Nature 2000; 405: 417.

6. Oliva G, Almazan C, Sola-Morales O. Capacidad diagnóstica y seguridad de la cápsula. Centro de Publicaciones endoscópicas en patología del intestino delgado. Madrid Ed. Ministerio de Sanidad y Consumo. 2004.

7. Koslowsky B, Jacob H, Eliakim R *et al.* Pillcam ESO in esophageal studies improved diagnostic yield of 14 frames per second compares with 4 fps. Endoscopy 2006; 38: 27-30.

8. Bar-Meir S, Wallace MB. Diagnostic colonoscopy the end is coming. Gastroenterology 2006; 131: 992-94.

9. Boletín Oficial del Estado 2006; 222: 32.663.

Capítulo 2

Contraindicaciones y complicaciones de la cápsula endoscópica. Cápsula reabsorbible. Terminología

1 Contraindicaciones[1]

1.1 Absolutas

1. En el momento en que haya una evidencia de estenosis en el tracto digestivo.
2. Pseudo-obstrucción intestinal.
3. Embarazo.
4. No recomendado por Given en pacientes menores de diez años.

1.2 Relativas

Trastornos de deglución,[2] excepto si introducimos la cápsula mediante la ayuda de un videoendoscopio; también son contraindicaciones relativas, dependiendo de la valoración individual, la disfagia, acalasia, divertículo de Zenker, gastroparesia, estenosis pilórica, cirugía gástrica, cirugía abdominal.

Pacientes portadores de marcapasos o que tengan implantados desfibriladores cardíacos, ya que se podrían crear interferencias, aunque hay que destacar que por la experiencia en otros centros y por nuestra propia experiencia, no causa problemas. Sin embargo, se recomienda que el paciente permanezca monitorizado durante las ocho horas posteriores a la ingesta de la cápsula.[3]

Hay que tener en cuenta que el paciente no puede ser sometido a una resonancia magnética hasta el momento en que la cápsula haya sido expulsada del organismo, dado que es un objeto metálico.

Antes de iniciar el procedimiento, el paciente tiene que ser informado de las complicaciones que pudieran surgir, entre ellas, la más importante: la retención de la cápsula en el caso de haber una estenosis no sospechada. Esta información sobre los riesgos tiene que constar en el consentimiento informado.

2   Complicaciones

2.1   Retención de la cápsula[4]

La complicación más severa se da cuando la cápsula queda impactada en una zona estenosada, y se confirma la retención al practicar al paciente una radiografía abdominal. Aunque la retención suele ser asintomática, puede ir acompañada de dolor abdominal, e incluso de crisis suboclusivas; en este último caso, se trataría de una urgencia médica. En numerosos casos, la cápsula es retenida de forma indefinida, pero no ocasiona ninguna sintomatología clínica. Como ejemplo de nuestra experiencia, una paciente con Crohn tuvo la cápsula retenida en el íleon durante un año, sin ningún síntoma; finalmente, ésta fue eliminada sin necesidad de cirugía.

Ante una situación de retención sintomática aguda o crónica, en primer lugar, debemos intentar extraerla por endoscopia, anterógrada o retrógrada, según en qué lugar esté localizada la estenosis, y en el caso que no fuera posible, mediante cirugía. Si se da el caso de una retención asintomática clínica y radiológica, tendremos que esperar un tiempo prudencial (es recomendable esperar tres o cuatro meses), ya que con frecuencia es eliminada de forma espontánea. En pacientes afectos de enfermedad inflamatoria intestinal, la prescripción de una medicación adecuada, como corticoesteroides o biológicos es suficiente para facilitar el paso de la cápsula.

Con el objetivo de diagnosticar una posible retención, previa a la ingesta de la cápsula endoscópica, la práctica de un tránsito del intestino delgado nos ofrece una información limitada, y no puede descartarse totalmente la presencia de una estenosis, así que lo más aconsejable es hacer un escáner abdominal o una resonancia magnética con entero-clisis, aun cuando la experiencia es escasa.[5]

Las causas de retención de la cápsula pueden ser una estenosis del tracto gastrointestinal no sospechada, en un paciente con acalasia, gastrectomía y boca anastomótica muy cerrada o en una anastomosis ileocólica. La primera causa de retención de la cápsula es en la enfermedad de Crohn, y, en segundo lugar, en pacientes con anemia y medicación continuada con antiinflamatorios no esteroideos; con menor asiduidad son la enteritis radiógena, los tumores submucosos, las adherencias posquirúrgicas, las compresiones extrínsecas o la isquemia intestinal crónica.

Ocasionalmente la cápsula puede introducirse en un divertículo del tracto digestivo y ser causa de retención, aunque tiene generalmente una resolución espontánea. Dada nuestra experiencia, podemos afirmar que la retención en un divertículo de Zenker insospechado permite sacarla mediante endoscopia.

En el caso que haya duda de que la cápsula ha sido expulsada por el ano –ya sea porque mediante la lectura de la cápsula en el ordenador observemos que no ha alcanzado el ciego después de las ocho horas o porque el paciente tiene dudas de haberla expulsado– tendremos que practicar una radiología abdominal después de dos semanas. Si podemos visualizar el colon con las imágenes grabadas por la cápsula, no será necesario realizar una radiología.

2.2 Aspiración de la cápsula

Rara vez la cápsula pasa a las vías respiratorias, a excepción de aquellos pacientes que tengan un trastorno de la deglución. De forma excepcional, la cápsula podría quedar impactada en los senos piriformes.[6]

3 Cápsula reabsorbible

La cápsula reabsorbible está indicada en aquellos pacientes que presenten dolor abdominal o una sospecha de patología del intestino delgado, por lo que se quiere descartar la presencia de estenosis que impida el paso de la cápsula estándar, es decir, confirmar el paso libre de la cápsula por el intestino. Si hay sintomatología clínica leve o inespecífica, una radiología baritada normal del intestino delgado no descarta totalmente la existencia de una dificultad de paso de la cápsula a causa de una estenosis relativa.

El modelo actual utilizado por Given Imaging se denomina Agile Patency Capsula, que se desintegra en aproximadamente entre cuarenta y cien horas después de su ingesta, permitiendo así su paso a través de probables estenosis existentes. Tiene unas dimensiones similares a la PillCam estándar, y contiene un cuerpo de lactosa y bario en su interior y una pieza cilíndrica muy fina de metal que permite identificarla mediante radiografía. Tiene dos agujeros en sus extremos, mediante los cuales las secreciones gástricas o intestinales alcanzan la parte central del cuerpo de la cápsula, disolviéndola.[7,8]

Después de obtener el consentimiento informado, el paciente ingiere la cápsula con agua, y es preferible que el paciente esté en ayunas de doce horas.

Con el modelo de cápsula reabsorbible utilizada previamente (cápsula *patency*, que tenía un agujero en solamente uno de sus extremos) se había descrito algún caso de falta de disolución de la cápsula, hecho que ocurría al quedar el extremo con el agujero impactado en la estenosis, lo que impedía la entrada de la secreción intestinal.

Tras la ingesta de la cápsula reabsorbible, debido al tiempo que tarda en desintegrarse, pueden producirse cuadros de dolor abdominal autolimitados tras su paso y que, raramente, podrían desencadenar una oclusión intestinal. Este modelo, aprobado en Europa y Estados Unidos, no ha presentado problemas.

La principal indicación para la utilización de esta cápsula es la posibilidad de estenosis intestinal basada en datos clínicos, radiológicos o ecográficos.

Es utilizada sobre todo ante la sospecha de enfermedad de Crohn, enteritis radiógena, antecedentes de ingesta crónica de AINE, cirugía abdominal previa o posibilidad de adherencias (véase la figura 1).

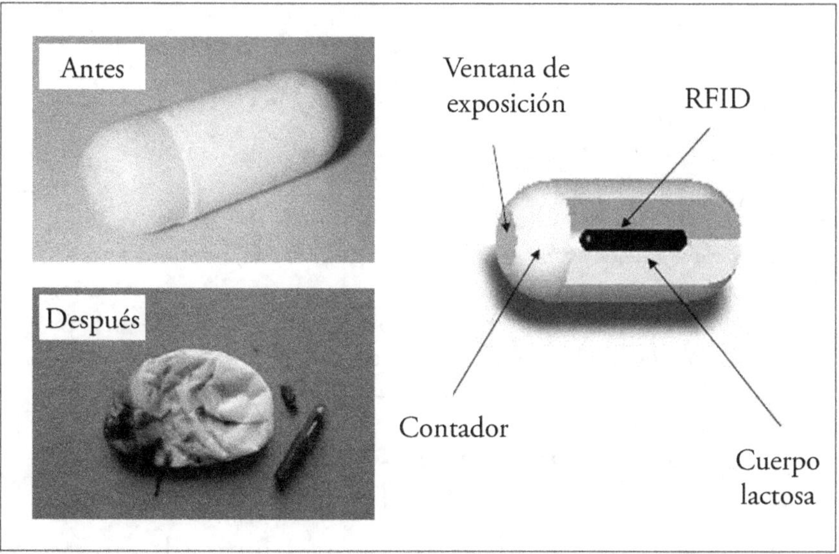

Figura 1. Marcador de estenosis.

4　Terminología

Es vital, como ocurre con toda la endoscopia, establecer una terminología estándar mínima para describir las lesiones morfológicas halladas con la cápsula endoscópica.

El grupo CEST (Capsule Endoscopy Structured Terminology)[9,10] ha validado en un análisis retrospectivo de más de setecientas cápsulas, una descripción consensuada de las lesiones.

En primer lugar, hay que describir la localización de la lesión, o lesiones, fundamentalmente en qué parte del intestino delgado (proximal, medio o distal), número, tamaño,

- *Luz intestinal:* estenosis, dilatación, evidencia de cirugía previa.
- *Contenido intraluminal:* sangre, bilis, parásitos, alimento, cuerpo extraño, heces.
- *Aspecto de la mucosa:* eritematosa, pálida, edematosa, granular.
- *Lesiones planas:* puntos, placas.
- *Lesiones protuyentes:* nódulos, pólipos, tumores, estructuras venosas.
- *Lesiones excavadas:* aftas, erosiones, úlceras, fisuras, fístulas, divertículos, estomas.
- *Aspecto de las vellosidades:* normales, planas, disminuidas de altura.
- Finalmente descripción etiológica.

Tabla 1. Terminología descriptiva de las lesiones.

coloración, distribución, extensión y estigmas de sangrado. A continuación, destacar si la mucosa es normal o presenta estenosis, dilatación o evidencia de cirugía previa. Posteriormente, hacer referencia al contenido intraluminal (bilis, sangre, cuerpo extraño, parásitos, alimentos, heces) y describir el aspecto de la mucosa (eritematosa, pálida, edematosa, granular). También tendremos que hacer notar la existencia de lesiones planas, como puntos o placas, describiendo el número, tamaño, color, distribución y extensión de la lesión; estigmas de hemorragia, con especial importancia cuando hagamos referencia a la lesión más frecuente: la angiodisplasia. Algunas de las lesiones protuyentes son los nódulos, pólipos, tumores, lesiones venosas. Es importante ser meticuloso con el tamaño y la localización probable, dado que será más fácil localizarla si realizamos una enteroscopia. Finalmente, el probable o seguro diagnóstico etiológico o entidad clínica a que corresponde la lesión que hemos hallado (véase la tabla 1).

Bibliografía

1. Penazio M. Contraindications and complications, en Herrerias, Mascarenhas. Atlas of capsule endoscopy. Ed Springer 2006; 32-8.
2. Toth E, Fork FT, Almqvist P *et al.* Endoscopy –assisted capsule endoscopy in patients wth swallowing disorders. Endoscopy 2004; 36: 746-47.
3. Payeras G, Piqueras J, Moreno VY *et al.* Effects of capsule endoscopy on cardiac pacemakers. Endoscpy 2005; 37: 1181-185.
4. Cave D, Legnani P, de Franchis R *et al.* ICCE consensus for capsule retention. Endoscopy 2005; 37: 1065-067.
5. Sinn I, Neef B, Andus T. Aspiration capsule endoscopy. Gastroint Endosc 2004; 59: 926-27.
6. Spada C, Spera G, Riccioni M *et al.* A novel diagnostic tool for detecting functionsl patency of the small bowell Given patency capsule. Endoscopy 2005; 37: 793-800.
7. Adler SN, Koslwsky B, Haskel L. Efficacy of the new Given AGILE patency capsule (double plug) to predict functional patency of the small bowell. 5th International Capsule Endoscopy (ICCE). March 6 2006. Boca Raton FL. USA.
8. Delvaux M, Friedman S, Hagenmuller F *et al.* Structured terminology for capsule endoscopy. Results of retrospective testing and validation in 766 small bowel investigations. Endoscopy 2005; 37: 945-50.
9. Korman LY, delvaux M, Gay G *et al.* Capsule Endoscopy Structured Terminology (CEST). Proposal of standardized and Structured Terminology for reporting Capsule Endoscopic Procedures. Endoscopy 2005; 37: 951-59.

Capítulo 3

Aspectos técnicos, preparación e indicaciones

1 Características de la cápsula endoscópica del intestino delgado

La videocápsula es un dispositivo de un solo uso, de reducidas dimensiones (26 milímetros de largo, 11 milímetros de ancho y 3,4 gramos), denominado actualmente PillCam SB2, que presenta un ángulo de visión de 156° a diferencia del modelo anterior, que era de 140° (véase la figura 1), así como un mayor campo de visión que las cápsulas precedentes. Contiene una videocámara en uno de sus extremos y toma dos imágenes por minuto, durante un período de ocho horas, lo que da aproximadamente un total de unas cincuenta mil a sesenta mil imágenes. Su interior está formado por seis indicadores luminosos (LED), una lente –permite enfocar a cortar distancia–, un chip semiconductor captador de imágenes (CMOS), un objetivo angular, dos baterías de óxido de plata, un transmisor de radiofrecuencia y una antena (véase la figura 2).

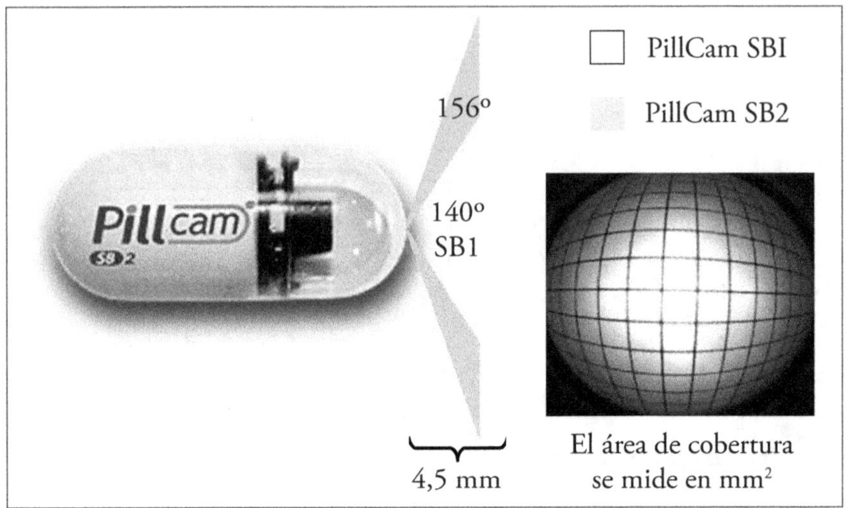

Figura 1. PillCam® SB2 incrementa el área de tejido observado.

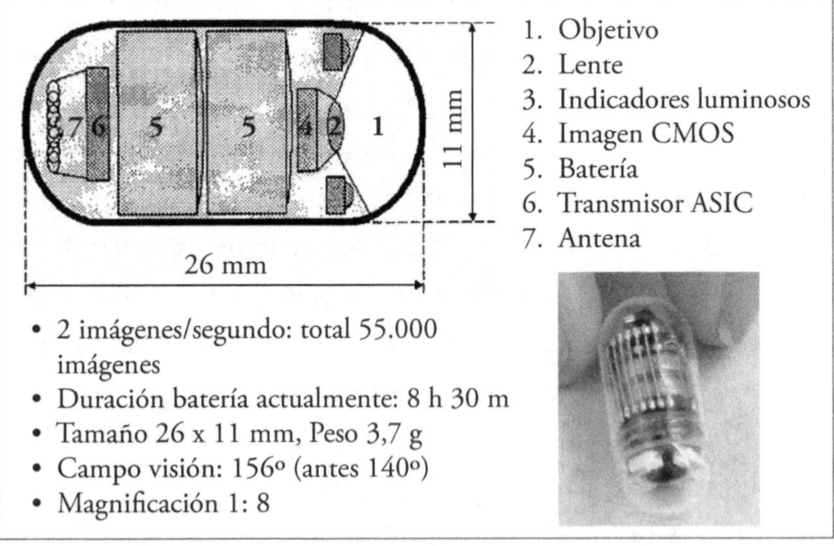

- 2 imágenes/segundo: total 55.000 imágenes
- Duración batería actualmente: 8 h 30 m
- Tamaño 26 x 11 mm, Peso 3,7 g
- Campo visión: 156° (antes 140°)
- Magnificación 1: 8

Figura 2. Características generales y esquema de la cápsula del intestino delgado.

Una vez se ingiere la cápsula, ésta es transportada a través del tracto gastrointestinal mediante los movimientos peristálticos; no insufla aire, lo que ocasiona que pueda haber una visión defectuosa a causa de los posibles restos alimentarios o bilis que pueda encontrar durante su paso. A pesar de estos restos, la cabeza de la cápsula se limpia fácilmente, por el contacto con la mucosa intestinal.

Las imágenes son transmitidas por radiotelemetría a un conjunto de ocho sensores colocados en la pared abdominal (véase la figura 3). Estos sensores captan las imágenes y las

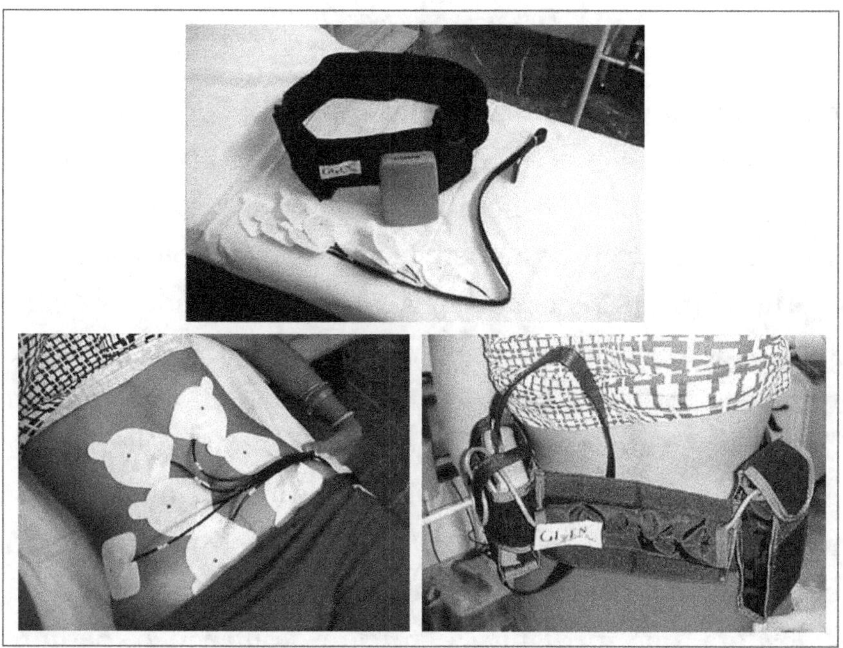

Figura 3. Equipo completo para la obtención de imágenes a través de la cápsula.

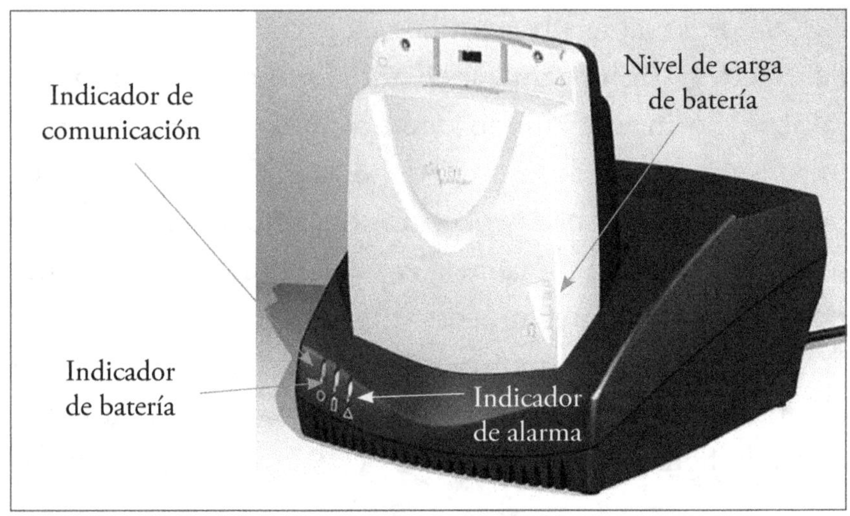

Figura 4. Cargador DR2.

transmiten a una grabadora que el paciente lleva en el cinturón (véase la figura 4). El paciente no necesita hospitalización durante las ocho horas de duración de la exploración, así que puede realizar sus actividades diarias habituales.

Transcurridas las ocho horas, el paciente acude a la consulta a devolver los sensores y la grabadora. Las imágenes recogidas por la grabadora son descargadas en una estación de trabajo (véase la figura 5), denominada Rapid (Reporting and Processing of Images and Data). Esta estación de trabajo es un ordenador con un *software* que permite el registro del paciente y el volcado de las imágenes procedentes de la grabadora, que mediante la creación de un vídeo, permite al médico poder visualizarlo fácilmente (véase la figura 6).[1]

2 Lectura de la cápsula

A continuación, el médico analiza en la estación de trabajo Rapid 5 las imágenes obtenidas a una velocidad variable o fija definida por el propio explorador y que oscila entre cinco y cuarenta imágenes por segundo (lo ideal es que sean entre dieciséis o dieciocho), y se efectúa con una visualiza-

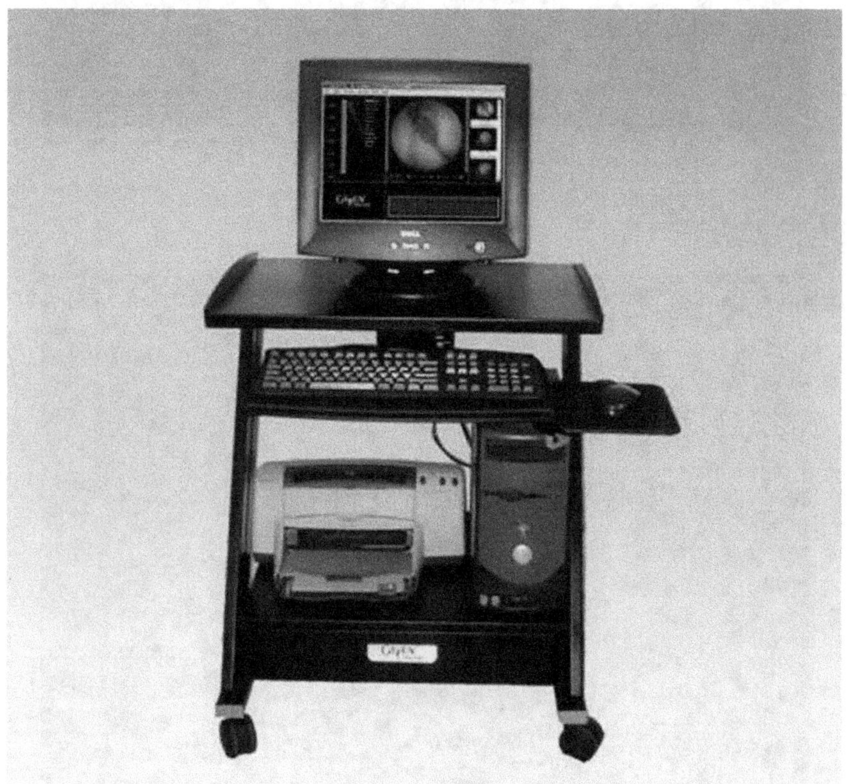

Figura 5. Estación de trabajo.

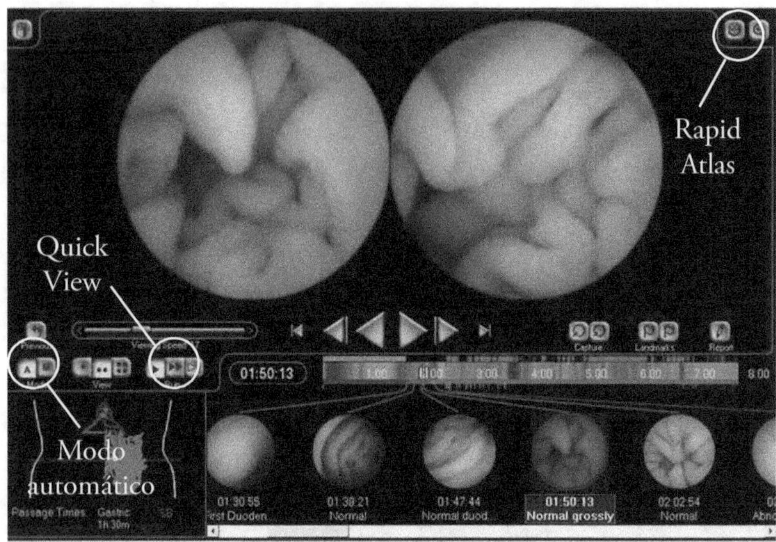

Figura 6. Pantalla principal.

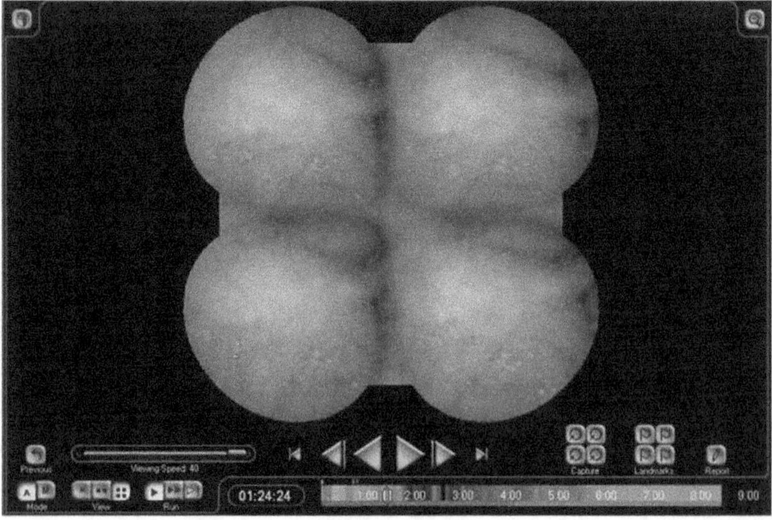

Figura 7. Visión cuádruple o mosaico.

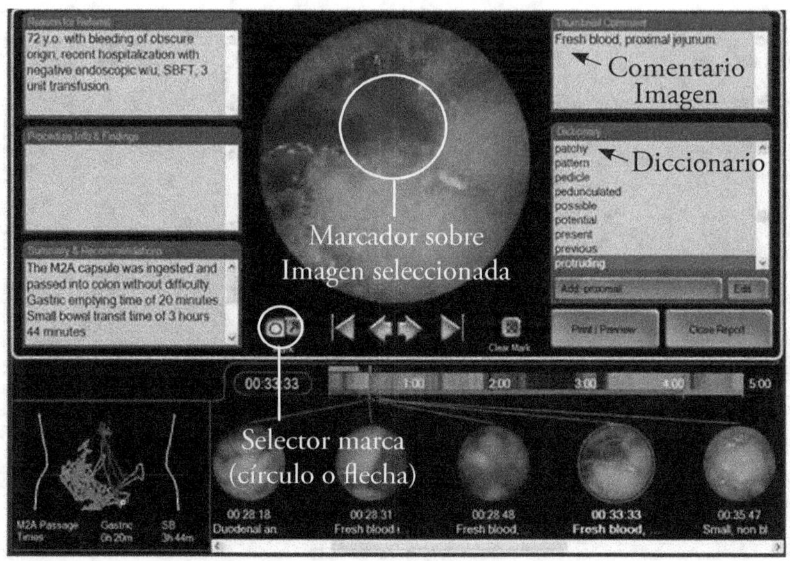

Figura 8. Editor de informes, marcador de patología seleccionado.

ción sencilla o múltiple, en la que se pueden ver simultáneamente entre dos y cuatro imágenes (véanse las figuras 6 y 7). El médico, a partir de estas imágenes, podrá realizar los informes y señalar las características más destacables de cada imagen (véase la figura 8).

La estación de trabajo incluye un controlador automático de luz (véase la figura 9), además de un indicador de sospecha de sangrado[3,4] y un localizador de situación de la cápsula (véase la figura 10), aunque su exactitud es relativa. Para poder activar este programa hay que tener seleccionados tres puntos: la entrada a la cavidad gástrica, el paso al duodeno y la primera imagen del colon.

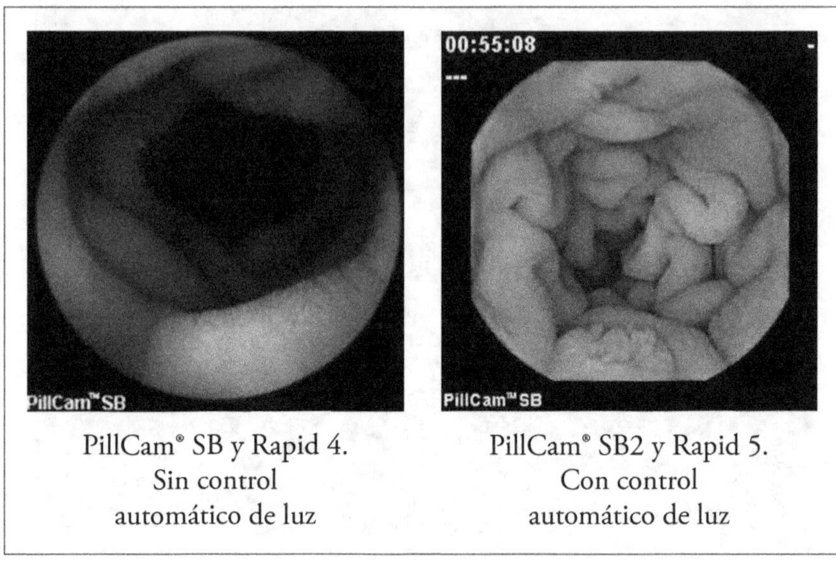

PillCam® SB y Rapid 4.
Sin control
automático de luz

PillCam® SB2 y Rapid 5.
Con control
automático de luz

Figura 9. PillCam® SB y PillCam® SB2. Control automático de luz.

A grandes rasgos podríamos decir que mediante la estación de trabajo Rapid 5, obtenemos un método de visión rápida, un indicador de imágenes anómalas, un atlas de imágenes, la posibilidad de multivisión, un mapa de localización de la cápsula y un detector de sospecha de la hemorragia (véase la figura 11).

El término medio de tiempo empleado para el examen del intestino delgado oscila entre dos y cuatro horas, dependiendo de la existencia o ausencia de imágenes patológicas, de la dificultades encontradas en su interpretación, de la experiencia del examinador y del tiempo que tarde la hemorragia en alcanzar el ciego.[2]

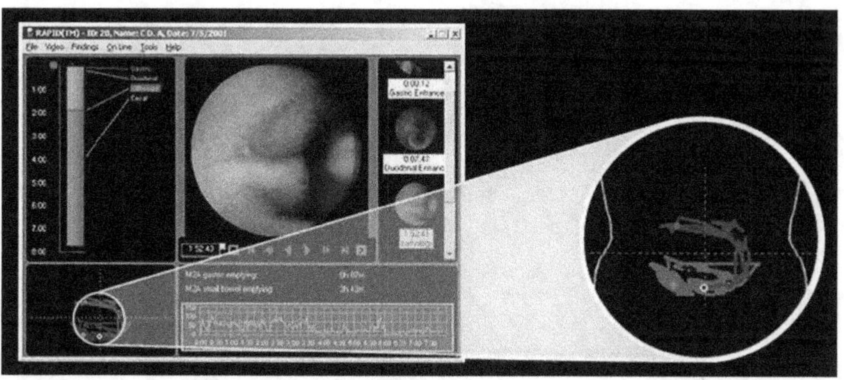

Figura 10. Localizador de la situación de la cápsula endoscópica.

3 Preparación del paciente

Actualmente, la cápsula endoscópica es un procedimiento estándar para el estudio de la patología del intestino delgado. Sin embargo, pese a su gran capacidad de diagnóstico, puede verse limitada por dos clases de problemas. El primero es la presencia de material semisólido o líquido de color oscuro, el cual puede impedir una visualización correcta de la mucosa; el segundo problema es un retraso en el vaciamiento gástrico y en el tránsito intestinal, lo que ocasiona que se apaguen las baterías antes de que la cápsula alcance la válvula ileocecal y, en consecuencia, una visualización incompleta del intestino delgado.

Se ha analizado la eficacia del uso de una medicación que favorezca una mejor visualización del intestino delgado, como el antiespumante denominado simeticona, que

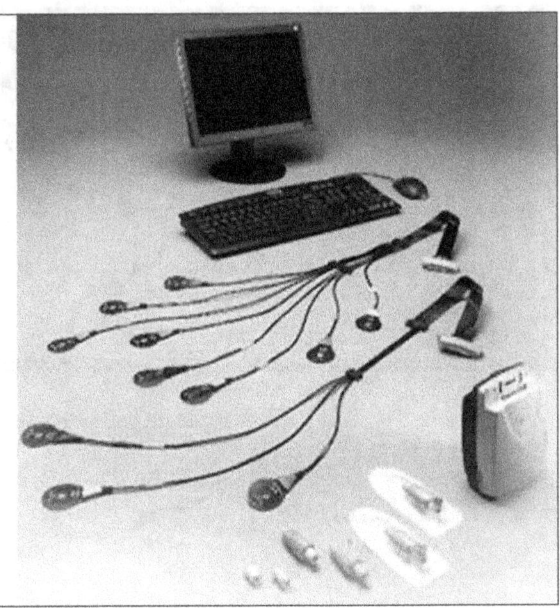

Figura 11. Cápsula endoscópica Given Imaging.

disminuye de forma notable la formación de burbujas de aire en el intestino proximal. Además, se ha recomendado el empleo de procinéticos (eritromicina, metoclopramida), con la finalidad de acelerar el vaciamiento gástrico, el tránsito del intestino delgado y también adoptar la posición postural adecuada para acelerar el vaciamiento gástrico.[5,6,7]

El paciente tiene prohibida la ingesta de hierro durante los cuatro o cinco días anteriores a la prueba, así como la obligación de hacer una dieta líquida y, opcionalmente, la toma de dos litros de polietilenglicol, el día anterior a la prueba médica.

En un estudio prospectivo multicéntrico, realizado por el grupo español de cápsula endoscópica, se comparó la eficacia de la toma de polietilenglicol versus la dieta líquida, y no se observaron diferencias significativas (ICCE, París 2006).

El día de la prueba el paciente debe estar en ayunas durante un mínimo de diez o doce horas y no puede ingerir ninguna medicación. Es obligatorio que el paciente haya dado su consentimiento por escrito, además de haber leído las características de la prueba, y que tenga conocimiento de la contraindicación principal –la existencia de una estenosis intestinal que impida el paso de la cápsula–. El paciente, después de la ingesta de la cápsula, puede beber agua pasadas las dos primeras horas y hacer una comida ligera después de cuatro horas.

A las ocho horas del inicio de la prueba, el paciente devuelve la grabadora y los sensores. La cápsula será expulsada por el ano en un promedio de veinticuatro y setenta y seis horas. Si el médico visualizase en el vídeo que la cápsula ya ha alcanzado el ciego, no sería necesario que el paciente vigilase las heces para el control de la expulsión de la cápsula. En cambio, en el supuesto caso de que la cápsula no hubiese alcanzado el ciego, sería responsabilidad del paciente controlar su eliminación por el ano, además de serle realizada una radiografía del abdomen a las setenta y dos horas posteriores a su ingesta.

El tiempo medio de tránsito por el intestino delgado oscila entre tres y cinco horas, aunque en pacientes sin una patología obstructiva puede transcurrir un período de tiempo de hasta ocho horas o más. El tiempo de vaciamiento gástrico oscila entre quince minutos y una hora, pero en pacientes encamados, el vaciamiento gástrico suele ser más lento, incluso en algún caso ha permanecido en el estómago más de ocho horas.

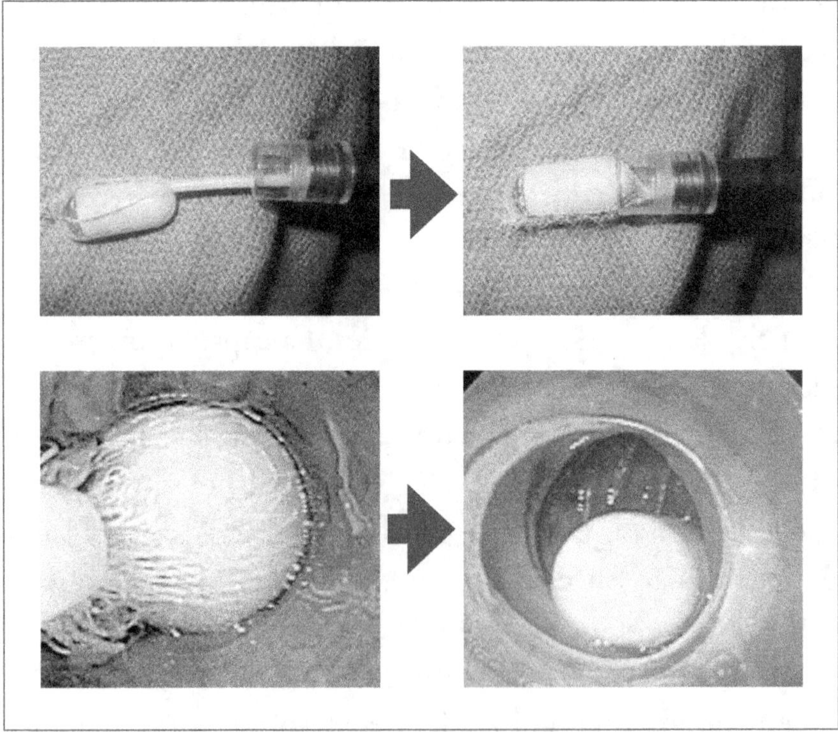

Figura 12. Introductor de cápsula mediante endoscopia.

4 Introducción de la cápsula con la ayuda de un videoendoscopio

En niños, y en pacientes con trastornos de deglución o simplemente ante la imposibilidad de tragar la cápsula por problemas nerviosos o falta de cooperación, se introducirá con la ayuda un videoendoscopio (con sedación previa del paciente), el cual tiene acoplado un dispositivo que consiste en un catéter que pasa a través del canal de biopsias y al cual se acopla un adaptador situado en el extremo distal del endoscopio preparado para introducir la cápsula *(capsule endoscopy delivery device)*. Con la práctica de la videoendoscopia se libera la cápsula, mediante un movimiento hacia delante del catéter, en el momento en que el videoendoscopio ha traspasado el píloro (véase la figura 12).[8,9]

5 Indicaciones

En la reunión de consenso que tuvo lugar en el año 2003 por especialistas españoles en endoscopia digestiva, auspiciado por la Sociedad Española de Patología Digestiva y la Asociación de Endoscopia Digestiva, se consideró que la indicación fundamental es la hemorragia de origen oscuro, aguda visible o crónica oculta, cuando no se consigue realizar un diagnóstico tras las exploraciones convencionales.

- Estudio de hemorragia digestiva de origen oscuro.
- Enfermedad inflamatoria intestinal.
- Iatrogenia producida por fármacos.
- Estudio de cuadros de mala absorción intestinal.
- Sospecha de tumores intestinales y seguimiento de síndromes de poliposis.

Tabla 1. Indicaciones del estudio con cápsula endoscópica.

Otra indicación es la sospecha de la enfermedad de Crohn y sin constatación o evidencia de lesiones con las exploraciones convencionales. También se consideró útil para evidenciar la iatrogenia producida por fármacos, especialmente los antiinflamatorios no esteroideos, en la enteritis radiógena y en cualquier circunstancia en la cual se sospeche que puede haber una lesión en el intestino delgado.

En la enfermedad celíaca podrá estar indicada en aquellos casos de larga evolución, presentación de síntomas asociados o una mala evolución de la enfermedad, pese a seguir la dieta sin gluten de forma correcta. También se recomendó en poliposis intestinales, especialmente Peutz-Jeghers, y en la sospecha de tumores intestinales no obstructivos (véase la tabla 1).

Bibliografía

1. Gerber J, Bergwerk A, Fleischer D. A capsule endoscopy guide for the practicing clinician: technology and troubleshooting. Gastrointest Endosc 2008; 66: 1188-195.

2. Cos Arregui E, González Asanza C, Menchen Viso L *et al.* Estado actual de la cápsula endoscópica. Barcelona: Ed. Glosa. Manaus 2004.

3. Signorelli C, Villa F, Rondonotti E *et al.* Sensitivitiy and specifity of the suspected blood identification system in videocapsule endoscopy. Endoscopy 2005; 37: 1170-173.

4. D'Halluin PN, Delvaux M, Lapalus MG *et al.* Does the suspected Blood Indicator improve the detection of bleeding lesions by capsule endoscopy? Gastrointest Endosc 2005; 61: 243-49.

5. Niv Y, Niv G. Capsule endoscopy: role of bowell preparation in successful visualization. Scand J Gastroenterol 2004; 39: 1005-009.

6. Mascarenhas Saraiva M. The procedure of capsule endoscopy. Herrerias, Mascarenhas-Saraiva editors. Atlas of Capsule Endoscopy. Sevilla Sulime, Diseño de Soluciones SLr 2007.

7. Ge ZZ, Chen HY, Gao YJ et al. The role of simethicone in small bowell preparation por capsule endoscopy. Endoscopy 2006; 38: 836-40.

8. Keuchle M, Thaler C, Csomos G *et al.* Video capsule endoscopy: technical and medical failures. Endoscopy 2003; 35 (Suppl): A6.

9. Barth BA, Donovan K, Fox V. Endoscopic placement of the capsule endoscope in children. Gastrointest Endoscop 2004; 60: 818-21.

Hemorragia digestiva de origen oscuro

1 Hemorragia digestiva de origen oscuro

Definimos el término de hemorragia digestiva de origen oscuro como un sangrado de origen desconocido que persiste o es recurrente después de un estudio inicial con colonoscopia y endoscopia alta negativa. Esta hemorragia digestiva de origen oscuro puede presentar dos formas clínicas:

1. Sangrado oculto, no activo, manifestado por anemia ferropénica recurrente o sangre oculta en heces positiva sin evidencia de sangrado rectal, sin que el paciente o el médico pueda detectarlo.
2. Sangrado visible, activo, con presencia de hematemesis, melenas o rectorragias de forma recurrente.

El estudio endoscópico convencional (endoscopia alta y colonoscopia) no permite identificar la fuente de sangrado en aproximadamente un 5 % de pacientes con hemorragia gastrointestinal.[1] Entre un 45-75 % de estas hemorragias indeterminadas provienen de lesiones del intestino delgado, un lugar de difícil y costoso acceso, hecho que ha conllevado al uso de un elevado consumo de recursos sanitarios.[2]

Sin embargo, se ha observado que en algunos casos el origen de la pérdida de sangre se encuentra en el tracto digestivo alto y la lesión responsable de la hemorragia no ha sido detectada en el estudio endoscópico inicial. Las lesiones que con mayor frecuencia se pasan por alto en el esófago y estómago incluyen las erosiones de Cameron en hernias hiatales grandes, varices fúndicas, angiodisplasias o lesión de Dieulafoy; mientras que las lesiones no detectadas en la colonoscopia incluyen tumores y lesiones vasculares.[3]

La causa más frecuente de hemorragia en el intestino delgado es la lesión vascular, como la angiodisplasia, que se sitúa a lo largo de todo el intestino. Otras causas son una úlcera secundaria producida por el consumo de anti-inflamatorios no esteroideos; la enfermedad de Crohn; los tumores y divertículos intestinales, especialmente el divertículo de Meckel. Algunas etiologías menos comunes son la hemobilia, la hemorragia de origen pancreático y la fístula aortoentérica.

El desarrollo de la cápsula endoscópica y el enteroscopio de doble balón y el uso de modernas técnicas radiológicas han permitido superar los retrasos del pasado en el diagnóstico de la hemorragia de origen oscuro. Hasta hace unos años, debido a la dificultad que conlleva la localización de las lesiones sangrantes del intestino delgado mediante el uso de la radiológica clásica, el diagnóstico precoz del lugar de la hemorragia suponía una excepción a la norma.

Los metaanálisis que permiten hacer una comparación entre la cápsula endoscópica y las modalidades clásicas demuestran una mayor eficacia de la cápsula,[4,5] y también más sensibilidad que la enteroscopia de pulsión.[6,7]

La enteroscopia de doble balón[8,9] es una nueva técnica endoscópica con la que se puede explorar el intestino delgado en su totalidad por lo que está considerada como una técnica complementaria a la cápsula endoscópica, ya que una vez localizada la lesión mediante la cápsula, permitirá tratar terapéuticamente la lesión causante de la hemorragia mediante la vía anterógrada o retrógrada.

El papel diagnóstico de la radiografía clásica del intestino delgado, así como de la gammagrafía ha disminuido de forma notable con la llegada de la cápsula endoscópica.

El uso precoz de la cápsula endoscópica desde el momento en que se sospecha un sangrado del intestino delgado permitirá un diagnóstico más rápido, lo que originará una mejora de la asistencia que recibe el paciente y una disminución de los costes médicos derivados de dicha patología.

Actualmente, se ha modificado la clasificación tradicional en que se denominaba la hemorragia alta y baja, de acuerdo con si es proximal o distal al ángulo de Treitz, por los términos de hemorragia alta –si está localizada sobre el ámpula de Water–, media –situado desde el ámpula de Water a la válvula ileocecal– y baja –si se puede diagnosticar mediante colonoscopia.

La evaluación de un paciente con hemorragia oscura depende de la gravedad de la hemorragia y de la edad del paciente. Rockey *et al.*[10] observaron empíricamente en un subgrupo de pacientes con anemia ferropénica que habían sido tratados con ferroterapia, que la anemia se resolvió en un 83 % de los casos sin que volviera a recurrir en los veinte meses de seguimiento. Por lo tanto, con estos datos podríamos establecer que la mayor parte de los casos de sangrado oculto no requieren otras exploraciones, excepto las técnicas diagnósticas como la gastroscopia y la colonoscopia, incluso en el caso de que estas técnicas den un resultado negativo.

La continuación del estudio sólo sería necesaria si se evidenciara que persiste o recurre el sangrado, dado que en este supuesto estaríamos ante el cuadro médico de una hemorragia de origen oscuro. Ante la presencia de una anemia ferropénica, sangre oculta en heces positiva o hemorragia activa, con endoscopia alta y baja negativa, tendremos que asumir que el intestino delgado es la fuente de la pérdida de sangre y, por lo tanto, utilizaremos la cápsula endoscópica como tercera prueba para evaluar a pacientes con hemorragia digestiva.

En el supuesto caso de una hemorragia activa, debemos utilizar la cápsula endoscópica para detectar y confirmar si se localiza la hemorragia en el intestino delgado. Si el resultado de la cápsula fuera negativo, indicaría que el origen de la hemorragia pudiera ser colónico e incluso gástrico.

Además, la técnica de la cápsula endoscópica también permite la evaluación y la posterior terapia de los pacientes con hemorragia activa en el intestino delgado, lo que facilitará que se pueda realizar con una enteroscopia de doble o simple balón, por vía anterógrada o retrógrada, o mediante una arteriografía terapéutica y diagnóstica, o en el caso de una hemorragia masiva, recurrir a la cirugía.[11]

En el Consenso ICCE 2006 de la 5th International Conference on Capsule Endoscopy celebrados en París y Florida se llegó a la conclusión de que la prueba de diagnóstico seleccionada en el estudio de la hemorragia de origen oscuro, con posterioridad a la gastroscopia y una colonoscopia no concluyentes, es la cápsula endoscópica, que permite acortar el tiempo necesario para hacer el diagnóstico y orientar sobre el tratamiento que se tiene que seguir.

La hemorragia de origen oscuro es la principal indicación de la cápsula, dado que tiene una capacidad de diagnóstico elevada, entre el 60-90 %, dependiendo de las series.

Para poder realizar un diagnóstico definitivo, es primordial hacer una selección correcta de los pacientes, así como una exploración precoz.

La mitad de los pacientes que obtiene un resultado positivo como consecuencia del uso de la cápsula endoscópica, vuelven a sangrar a largo plazo, durante el período de control y seguimiento si no se efectúa tratamiento; en comparación con el 5 % de los pacientes que obtienen un resultado negativo en la cápsula endoscópica.

En el caso de pacientes con una hemorragia digestiva de origen oscuro y que hayan obtenido resultados negativos con la cápsula endoscópica, es recomendable aplazar las investigaciones invasivas si no hay recidiva.

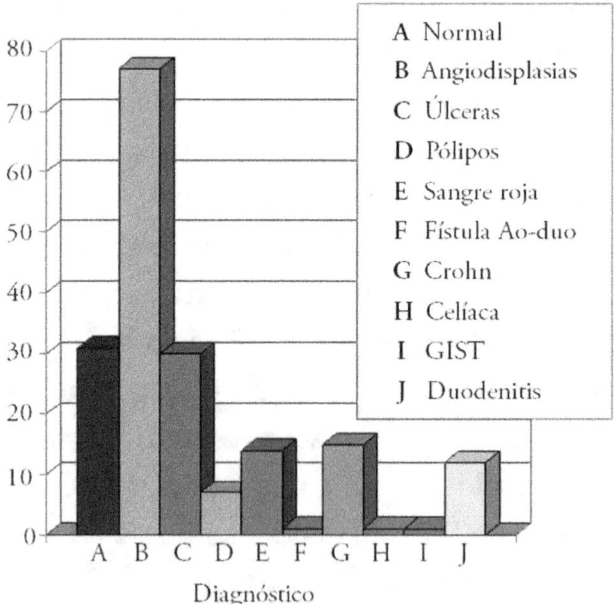

Figura 1. Causas de hemorragia (experiencia del Hospital de la Santa Creu i Sant Pau).

2   Causas de la hemorragia

2.1   *Lesiones vasculares*

Las lesiones vasculares son la causa de sangrado que con mayor frecuencia –en un 50 % de los casos– se da en el intestino delgado, en comparación con su menor incidencia en el tracto digestivo alto y bajo –en un 20 %– (véase la figura 1).

Se denomina angiodisplasia a los vasos sanguíneos dilatados revestidos por endotelio e incluso alguna vez por una pequeña cantidad de músculo liso. Estas lesiones representan ectasias de vasculatura más que malformaciones.

El origen de las lesiones vasculares es desconocido, aunque se han destacado tres teorías: un proceso degenerativo asociado a la edad, una hiperfusión crónica de la mucosa y una angiogénesis alterada. Desde el punto de vista endoscópico, las lesiones vasculares aparecen representadas como lesiones planas o sobreelevadas de color rojo, de forma redondeada o estrellada y un tamaño variable que puede oscilar entre 2-10 mm.

Aunque el mecanismo que origina el sangrado de estas lesiones todavía no se conoce, se han sugerido varias hipótesis: una presión sanguínea elevada en los capilares, una abrasión de la mucosa por el bolo alimentario o un proceso isquémico.

La historia natural, que no ha sido establecida de forma correcta, prevé que en un porcentaje menor al 10 % de los pacientes que sangran, se desconoce la tendencia que tienen de volver a sangrar. En el colectivo médico se ansía poder tratar este tipo de lesiones, pese a que es probable que el 50 % no vuelvan a sangrar. Como pronóstico de recidiva podemos encontrar los episodios frecuentes de sangrado y la necesidad de trasfusiones.

Ante la sospecha de una hemorragia por angiodisplasia, la terapia endoscópica mediante el uso de enteroscopia es la más indicada, porque los resultados a largo plazo son muy positivos, y también por la falta de una terapia médica efectiva.

Entre las técnicas endoscópicas más eficaces destacan las térmicas, entre las cuales son fundamentales el Argón gas y el Gold Probe.

En muchas ocasiones, las angiodisplasias no sangran en el momento del diagnóstico, pero la cauterización endoscópica disminuirá a largo plazo los requerimientos de transfusión.

Cuando estemos ante hemorragias graves o masivas es recomendable realizar una terapia mediante embolización arteriográfica, aunque no está exenta de complicaciones, así que en el supuesto caso de que no sea viable, será necesario recurrir a la cirugía.

Algunas de las lesiones vasculares, además de las angiodisplasias causantes de hemorragia son las siguientes:

- Enfermedad de Rendu-Osler-Weber. Caracterizada por pequeñas lesiones vasculares en la piel y en las mucosas, las cuales causan un sangrado intestinal en aproximadamente el 55 % de los pacientes.
- Hemangiomas, que son crecimientos vasculares de tipo hamartomatoso. Este tipo de lesiones pueden ser únicas o múltiples, además de que pueden asociarse a lesiones de otros órganos.
- Lesión Dieulafoy. Presenta una localización gástrica en la mayoría de los casos.
- Varices ectópicas, en 1-3 % de pacientes cirróticos, generalmente se localizan en el íleon o en el duodeno.
- Fístulas aortoentéricas. Esta lesión es característica en pacientes con prótesis aórtica, localizada con frecuencia en la tercera porción del duodeno, con hemorragias frecuentemente masivas, que precisan de una cirugía urgente.
- Aneurismas mesentéricos, gastroduodenales y pancreáticos.

2.2 Tumores

Los tumores, aunque son poco frecuentes, son la segunda causa de la hemorragia del intestino delgado, concretamente en el duodeno.

En el grupo de los tumores submucosos, el tumor que se presenta con mayor frecuencia es el leiomioma, que junto con el leiomiosarcoma son los que tienen una mayor tendencia de sangrado. Entre los tumores menos comunes se encuentra el linfoma intestinal. El cáncer intestinal suele estar localizado en el duodeno.

La cápsula endoscópica estará indicada en aquellos pacientes con hemorragia que no vaya acompañada de crisis suboclusivas, en cuyo caso se indicará primero una cápsula reabsorbible.

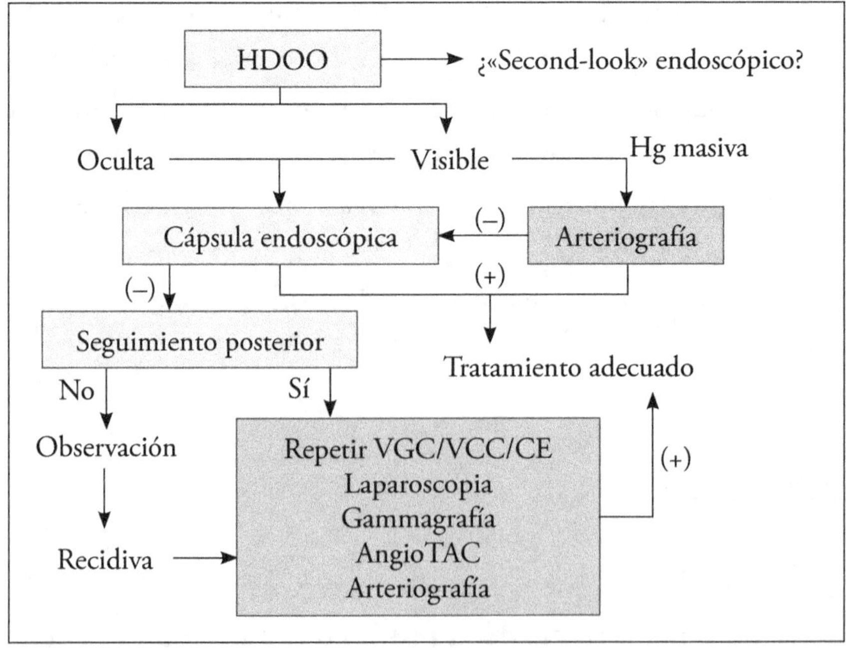

Tabla 1. Hemorragia digestiva de origen oscuro: algoritmo diagnóstico.

2.3 Enfermedad de Crohn

En el próximo capítulo explicaremos esta patología.

2.4 Miscelánea

Los divertículos intestinales, el divertículo de Meckel, las úlceras intestinales secundarias antiinflamatorios no esteroideos causan anemia ferropénica, menos frecuentes son infecciones intestinales y vasculitis.

3 Conclusiones

En conclusión, la cápsula endoscópica es la técnica más idónea para el diagnóstico de la hemorragia de origen oscuro, crónica o activa, por lo que deberá formar parte de la investigación inicial, dado que su capacidad de diagnóstico es elevada, lo que ayuda a obtener un diagnóstico precoz. Este hecho representa un beneficio para el paciente y también para el hospital, ya que disminuye el coste de la hospitalización (véase algoritmo tabla 1).

Bibliografía

1. American Gastroenterological Association (AGA) Institute Technical. Review on Obscure Gastrointestinal bleeding. Gastroenterology 2007; 133: 1697-717.
2. American Gastroenterological Association (AGA) Institute Medical Position Statement on Obscure Gastrointestinal Bleeding. Raju JS, Gerson L, Das A, Lewis B. Gastroenterology 2007; 133: 1694-696.
3. González Suárez B, Galter S. Otras causas de hemorragia digestiva alta no varicosa en J. Balanzó Hemorragia digestiva. Editorial Marge. 2005. Barcelona. 147-62.
4. Triester SI, Leighton JA, Letiadis GI *et al.* A meta-analysis of the yield of capsule endoscopy compared to other diagnostic modalities in patients with obscure gastrointestinal bleeding. Am J Gastroenterol 2005; 100: 2407-418.
5. Marmo R, Rotondano G, Psicopo R *et al.* Metanalysis: capsule enteroscopy vs conventional modalities in diagnosis of small bowell diseases. Alim Pharmacol Ther 2005; 22: 595-604.
6. De Leusse A, Vahdi K, Edery J *et al.* Capsule endoscopy or push enterocopy for first line exploration of obscure gastrointestnal bleeding? Gastroenterology 2007; 132: 855-62
7. Mata A, Bordas JM, Feu F *et al.* Wireless capsule endoscopy in patients with obscure gastrointestinal bleeding: a comparative study with push eneteroscopy. Aliment Pharmacol Ther 2004; 20: 188-94.
8. Cave DR, EII Ch. Global perspectives on double balloon enteroscopy. Gastrointest Endoscopy 2007; 66 n° 3: S1.
9. Lewis BS. Obscure GI bleeding in the world capsule endoscopy, push and double ballon enteroscopy. Gastrointest Endoscop 2007; 66 (suppl): S66-8.
10. Rockey DC, Cello JP. Evaluation of the gastrointestinal tract in patients with iron deficiency anemia. N Engl J Med 1993; 329 (23):1691-695.
11. Mergener K, Ponchon T, Gralnek I *et al.* Literature review and recomendations for clinical application of small bowell capsule endoscopy, based on a pannel discussion by international experts. Endoscopy 2007; 39: 895-909.

Capítulo 5

Enfermedad de Crohn

1 Enfermedad de Crohn

La enfermedad de Crohn se caracteriza por ser una enfermedad sistémica granulomatosa que ocasiona una inflamación transmural de la pared y da lugar a la formación de úlceras, erosiones, fisuras, estenosis y fístulas. El intestino delgado es la localización más frecuente (70 %), especialmente en el íleon. El 30 % de los pacientes con esta enfermedad presentan sólo lesiones en el intestino delgado y su diagnóstico es más dificultoso, especialmente cuando la afectación es del íleon proximal o yeyuno.

La prueba reconocida como estándar para el diagnóstico de Crohn, es, lógicamente, la endoscopia y la histología; sin embargo, la endoscopia alta y la colonoscopia no permiten en muchas ocasiones diagnosticar la lesión.

Actualmente la cápsula endoscópica[1] y la enteroscopia de doble balón son las dos técnicas que han revolucionado el examen del intestino delgado, considerándose que la primera, por su inocuidad y sencillez es la más adecuada como primera exploración a realizar. Pensamos que ambas técnicas no son competitivas sino, por el contrario, complementarias y, en el caso de que la cápsula nos confirme la sospecha de un Crohn, la enteroscopia estaría indicada en aquellos casos que se precise de una confirmación histológica.

Los estudios sobre cápsula endoscópica y enfermedad de Crohn son menos homogéneos[2] que los publicados sobre hemorragia. Sin embargo, está actualmente aceptada la eficacia de la cápsula endoscópica en aquellos casos donde los exámenes radiológicos son negativos.

Hasta hace unos años la exploración estándar era el tránsito del intestino delgado y la enteroclisis, pero había lesiones que no eran detectadas por ser pequeñas o muy superficiales. La cápsula endoscópica ha permitido la visualización de lesiones que asientan en el intestino delgado, en zonas que no alcanza la colonoscopia y que junto con las modernas técnicas de imagen como son la resonancia magnética y el tac abdominal ayudan a un más preciso diagnóstico de esta enfermedad.[3,4,5]

La cápsula nos orienta sobre lesiones de la mucosa, y la resonancia magnética asociada a una inyección endovenosa de gadolinio nos detecta las posibles lesiones de la submucosa, afectación de la serosa, presencia de fístulas. Por lo tanto, ambas técnicas son complementarias para un mejor diagnóstico del Crohn.

En la reunión de Consenso celebrada en Miami en 2005, se consideró que la cápsula estaba indicada como diagnóstico de sospecha de enfermedad de Crohn siempre que hubiese los siguientes criterios:

- Dolor abdominal o diarrea.
- Anemia ferropénica.
- VSG o PCR elevados.
- Hipoalbuminemia.
- Manifestaciones extraintestinales.
- Historia familiar de enfermedad inflamatoria intestinal.

Y que por el contrario estaba contraindicada si existían síntomas de suboclusión intestinal. Es poco frecuente (1,4 %) la retención de la cápsula en los casos de sospecha de EC, sobre todo porque en estos pacientes se utiliza primero la cápsula reabsorbible.[6]

Las principales indicaciones clínicas de la CE son:

1. Sospecha de enfermedad de Crohn, estudios endoscópicos y de imagen negativos.[7]
2. Colitis indeterminada, ya que el hallazgo de lesiones en el intestino delgado nos permitirá clasificarla como Crohn.
3. Evaluación de la extensión de la enfermedad en pacientes con Crohn ya diagnosticado.

4. Valoración de la respuesta al tratamiento, especialmente en aquellos con tratamiento adecuado y persistencia de los síntomas.
5. Recurrencia de la enfermedad posquirúrgica.

Las principales lesiones que encontramos en la mucosa intestinal mediante la cápsula endoscópica en la enfermedad de Crohn son la pérdida del patrón vascular, erosiones o úlceras lineales o irregulares, aftas, fisuras y zonas de estenosis.

Sin embargo, hay que ser pragmáticos y como refiere Cave,[8] la cápsula endoscópica nos da un diagnóstico visual y, por tanto, debemos recordar que no toda lesión ulcerada es una enfermedad de Crohn. Debemos hacer el diagnóstico diferencial con otras enfermedades ya que el hallazgo de alguna lesión ulcerosa aislada puede ser totalmente inespecífico.

En la Reunión Internacional de Cápsula Endoscópica del año 2006[9] celebrada en Miami y París se consensuó:

- La cápsula es útil y efectiva en pacientes con sospecha de EC y hallazgos negativos por endoscopia y pruebas de imagen del intestino delgado.
- Se necesita definir claramente cuándo por los hallazgos de cápsula podemos considerar que se trata de EC.

- Los hallazgos de la cápsula son útiles para un más efectivo tratamiento del paciente.
- Se debe valorar el aspecto de las vellosidades, la presencia de úlceras, estenosis y referir claramente la extensión y tamaño de las lesiones.
- La CE tiene mayor sensibilidad que las técnicas de imagen para valorar las lesiones mucosas.
- Es útil para evaluar la recurrencia de la EC después de la cirugía.
- Es capaz de detectar lesiones del intestino delgado en un número significativo de pacientes con colitis indeterminada.

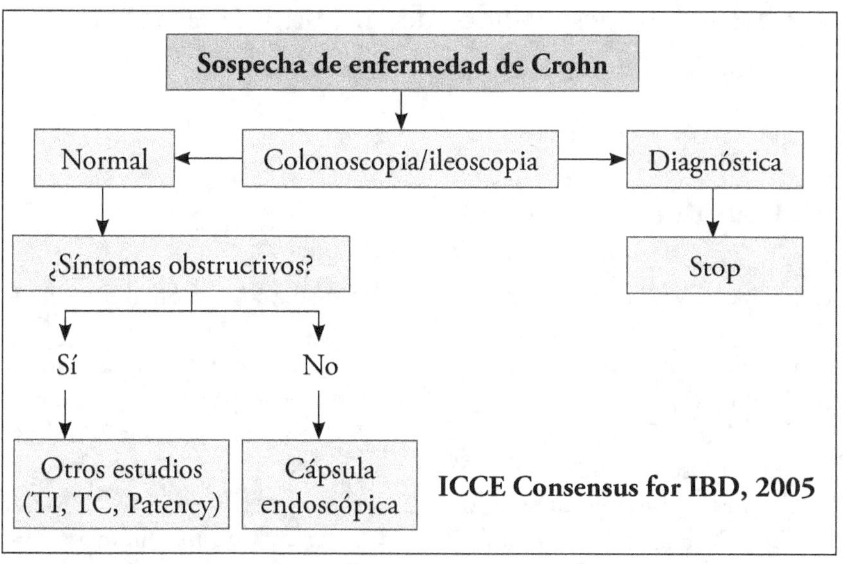

Tabla 1. Algoritmo diagnóstico de la enfermedad de Crohn.

- En las lesiones del intestino delgado proximal y medio es superior a la RM y tac del intestino delgado.

Véase el algoritmo que se debe seguir en pacientes con sospecha de enfermedad de Crohn en la tabla 1.

2   Diagnóstico diferencial

- Enteropatía secundaria a la toma antiinflamatorios no esteroideos.
- Tuberculosis, vasculitis, enteritis infecciosa, linfoma, isquemia intestinal crónica.
- Lesiones inespecíficas del intestino delgado que se pueden detectar en un individuo sano.

Bibliografía

1. Pennazio M. Small intestinal pathology on Capsule endoscopy inflammatory lesions. Endoscopy 2005; 37: 769-75.
2. Bar-Meir S. Review article: capsule endoscopy-and small bowell intestinal lesions are Crohn's disease? Aliment Pharmacol Ther 2006; 24 Sppl 3: 19-21.
3. Voderholzer W, Beihoezl J, Rogalla P *et al.* Small bowel involvement in Crohn's disease. A prospective comparison of wireless capsule endoscopy and CT enteroclysis. Gut 2005; 54: 385-87.
4. Chong AKH, Taylor A, Miller A, *et al.* Capsule endoscopy vs. Push enteroscopy and enteroclysis in suspected small bow-

ell chron's disease. Endoscopy 2005; 61: 255-61.

5. Martin DR, Lauenstein TH, Stiraman SV. Utility of magnetic resonance imaging in small bowell Crohn´s disease. Gastroenterology 2007; 133: 385-90.

6. Bolvin ML, Lochs H, Voderholzer W. Does passage of patency capsule indicate small bowel patency? A prospective clinical evaluation. Endoscopy 2005; 37: 808-15.

7. Herrerías JM, Caunedo A, Rodríguez Tellez M *et al.* Capsule endoscopy with suspected Chron's disease and negative endoscopy. Endoscopy 2004; 36: 570.

8. Cave D. Capsule endoscopy and Crohn's disease. Endoscopy 2005: 61: 262-63.

9. Mergener K, Ponchon T, Gralnek I *et al.* Literature review and recomendatios for clinical application of small bowell capsule endoscopy, based panel discussion by panels experts. Consensus statements for small bowell capsule endoscopy, 2006/2007. Endoscopy 2007; 39: 895-09.

Capítulo 6

Tumores y pólipos intestinales

1   Tumores y pólipos intestinales

Aun cuando la frecuencia de los pólipos y tumores del intestino delgado es entre un 3-6 % de los tumores gastrointestinales, tiene una importante implicación clínica por las manifestaciones secundarias a que pueden dar lugar, especialmente hemorragia de origen oscuro, dolor abdominal, cuadros suboclusivos, aunque con suma frecuencia son asintomáticos.

El 50 % de los tumores benignos son asintomáticos y aproximadamente un 80 % de los malignos producen síntomas. Sin embargo, la sintomatología clínica no es específica de benigna o maligna (véase la figura 1).

En pacientes con hemorragia de origen oscuro, la cápsula endoscópica tiene un papel primordial en el diagnóstico de tumores del intestino delgado, y su frecuencia oscila entre un 6-12 %,[1] pero la cápsula difícilmente, al igual que la clínica, es capaz de distinguir entre malignos y benignos. La cápsula

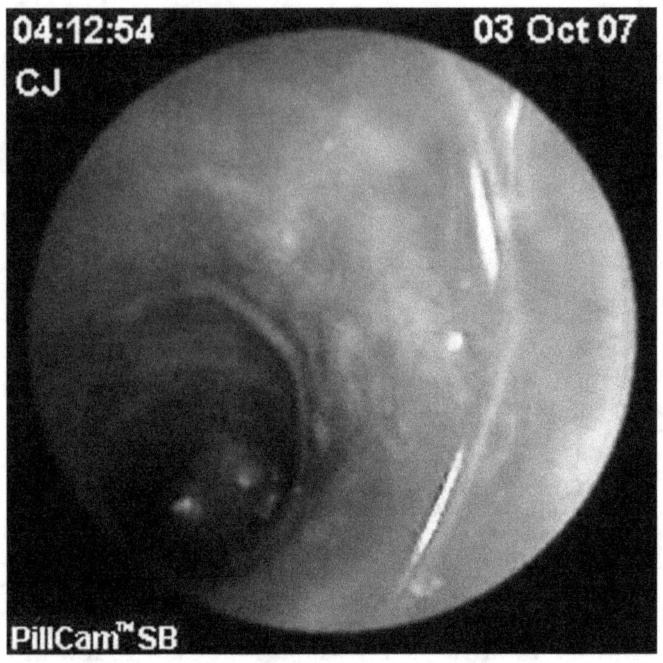

Figura 1. Tumor del intestino delgado.

es superior al tránsito del intestino delgado con o sin enteroclisis, debido a la menor sensibilidad de esta última.

Por otro lado, no hay suficiente experiencia en estudios comparativos de la cápsula con el tac o la resonancia magnética con o sin enteroclisis, pero éstas son más efectivas para valorar una afectación extraluminal o metástasis, a diferencia de la cápsula, que valora exclusivamente la patología de la mucosa.[2]

El hallazgo de pólipos aislados es muy poco frecuente en la población general, pero la cápsula endoscópica tiene gran utilidad para el diagnóstico de políposis en el intestino delgado, sobre todo en el S. Peutz-Jeghers[3] donde un 78 % presentan pólipos y también probablemente en la políposis adenomatosa familiar, siendo de mayor sensibilidad y eficacia que las técnicas radiológicas clásicas.[4,5,6,7]

Pacientes con cáncer de colon hereditario no polipósico tiene un riesgo del 1-4 % de desarrollar un cáncer del intestino delgado y por ello la cápsula endoscópica es una opción valida como *screening*.

Bibliografía

1. Bailey AA, Debinki H, Appleyard M *et al.* Diagnosis and outcome of small bowell tumors found by capsule endoscopy: a three centre Australian Experience. Am J Gastroenterol 2006; 101: 2237-243.
2. Pilleul F, Penigaud M, Millot L. Possible small-bowell neoplasms. Contrast enhanced and water enahanced multidetector CT enteroclysis. Radiology 2006; 24: 796-801.
3. Penazio M, Rossini FP. Small bowell polyps in Peutz-Jeghers syndrome by combined push enteroscopy and intraoperative enteroscopy. Gastrointest Endosc 2000; 51: 304-08.
4. Mata A, Llach J, Bordas JM. Wireless capsule edoscopy. World J Gastroenterol 2008; 14: 1969-971.
5. Shulman K, Hollerbach S, Kraus K *et al.* Feasibility and diagnostic utility of video capsule endoscopy for the detection of small bowell polyps in patients with hereditary plyposis syndromes. Am J Gastroenterol 2005; 100: 27-37.
6. Mata A, Llach J. Castells A *et al.* A prospective trial comparing wireless capsule endoscopy and barium contrast series for small surveillance in hereditary GI polyposis syndromes. Gastrointest Endosc 2005; 61: 721-25.

7. Soares J, López L, Vilas Boas G, Pinho C. Wireless capsule endoscopy for evaluation of phenotypic expression of small bowell polyps in patients with Peutz-Jeghers syndromes and in syntomatic first-degree relatives. Endoscopy 2004: 36: 1060-066.

Capítulo 7

Malabsorción y enfermedad celíaca

1 Malabsorción y enfermedad celíaca

En este capítulo haremos referencia a la enfermedad celíaca, además de mencionar otras causas de la malabsorción.

1.1 *Linfangiectasia intestinal*

Entre los tipos de linfangiectasia intestinal destacan los siguientes:

- *Difusa.* Este tipo se caracteriza porque en el examen endoscópico de la mucosa intestinal se observa la presencia de múltiples puntos blanquecinos, por lo que es conocida como la «imagen en nevada», como consecuencia de una dilatación de los vasos linfáticos.

  Hay que remarcar que es frecuente localizar linfangiectasias en el examen que se realiza con la cápsula endoscópica, por lo que si la linfangiectasia no va acompañada de un edema, generalmente no conlleva una implicación clínica. Este cuadro clínico también se ha denominado linfangiectasia funcional sin ningún significado patológico.[1] Sin embargo, la linfangiectasia primaria y secundaria sí tienen manifestaciones clínicas, como pérdida de proteínas y malabsorción; es una patología poco frecuente y la cápsula endoscópica desempeña un papel secundario en el diagnóstico, dado que los datos clínicos y de laboratorio ya son suficientes para el diagnóstico.

- *Aislada.* La linfangiectasia intestinal aislada se observa con asiduidad en el momento de realizar la cápsula endoscópica, generalmente en el yeyuno, con un número comprendido entre dos y tres, y asemeja un pseudopólipo.

- *Xantomas.* Este tipo, frecuente en la tercera edad, se caracteriza por ser de color amarillento y no tener implicación clínica.[2]

1.2   *Enteropatía eosinofílica, enfermedad Whipple, síndrome de inmunodeficiencia adquirida (HIV)*

Generalmente, el diagnóstico se realiza por datos clínicos, de laboratorio y mediante endoscopia clásica con biopsias.

Es poco habitual la indicación de la cápsula endoscópica para su diagnóstico, dado que a menudo son hallazgos puntuales en pacientes en los que se ha solicitado el estudio de la cápsula endoscópica por la presencia de una hemorragia de origen desconocido, dolor abdominal o diarrea crónica.

2   Enfermedad celíaca

La enfermedad celíaca, una enteropatía autoinmune causada por el gluten de la dieta, es un trastorno que afecta de forma primordial al intestino delgado, y se caracteriza por una inflamación crónica de la mucosa, que en algunos casos puede llegar a convertirse en una atrofia de las vellosidades intestinales y, por lo tanto, en un cuadro de malabsorción severo.[3]

En la actualidad, esta enfermedad se diagnostica en fases clínicas iniciales o incluso asintomáticas, en estudios de *screening* en la población general o en familiares de primer grado de pacientes celíacos. Por este motivo, la presencia de un cuadro típico de malabsorción se da en contadas ocasiones. En España, esta enfermedad en la mayoría de los casos se diagnostica en una fase precoz.

El diagnóstico es histológico mediante la observación de una atrofia relevante de las vellosidades intestinales, con linfocitosis intraepitelial (véase la figura 1).

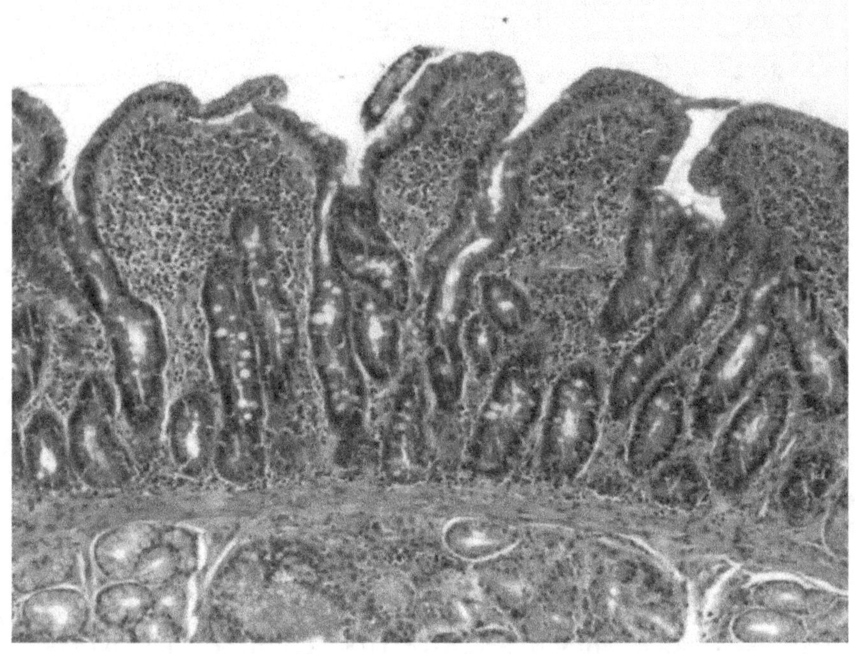

Figura 1. Biopsia intestinal de la enfermedad celíaca.

La enfermedad celíaca está estrechamente asociada con la dermatitis herpetiforme, de patología autoinmune, y tiene una predisposición genética, presentando la mayoria de pacientes los haplotipos HLA-DQ2 o HLA DQ8.[4,5,6,7]

La prevalencia de la celíaca es elevada en el mundo occidental: alrededor de 1 por 100-200 habitantes. Aunque en la mayor parte de las ocasiones es silente, la prevalencia en familiares de primer grado está comprendida entre el 1 y el 18 %.

El estándar de oro aceptado para el diagnóstico de la enfermedad celíaca requiere el examen histológico;[8] sin embargo, los tests serológicos tienen una elevada sensibilidad y especificidad.

Entre los tests serológicos, los anticuerpos antigliadina son poco específicos. Los anticuerpos IgA antiendomisio tienen una sensibilidad y especificidad superior al 90 %, aunque es recomendable, hoy en día, utilizar preferentemente los anticuerpos IgA antitransglutaminasa determinados mediante el método Elisa con una sensibilidad y especificidad superior al 95 %.[9]

Un estudio español reciente realizado en 2.215 donantes de sangre ha demostrado que la prevalencia celíaca observada fue 1/158 con los anticuerpos antitransglutaminasa, de los cuales 1/370 presentaban una evidencia histológica avanzada de la enfermedad celíaca.[10]

El papel que la cápsula endoscópica desempeña en el diagnóstico de la enfermedad celíaca quedó establecido en la Reunión de Consenso del año 2006 celebrada en Miami y París, indicada en:

- Serología positiva y mínima alteración histológica duodenal, afectación por zonas del intestino.
- Serología positiva y negativa del paciente o dificultad al realizar una endoscopia alta.
- Falta de respuesta a la dieta sin gluten.

- Determinar la extensión de la celíaca.
- Aparición de signos o síntomas de alarma: pérdida de peso, fiebre y dolor.
- Diagnosticar complicaciones: linfoma, esprue colágena.

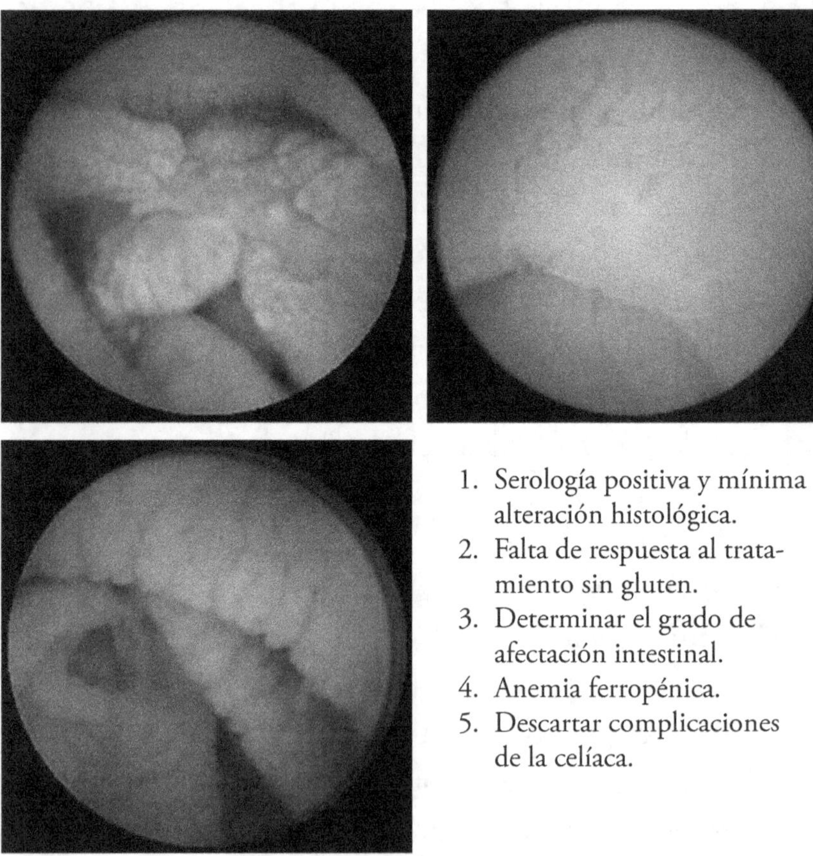

1. Serología positiva y mínima alteración histológica.
2. Falta de respuesta al tratamiento sin gluten.
3. Determinar el grado de afectación intestinal.
4. Anemia ferropénica.
5. Descartar complicaciones de la celíaca.

*Figura 2. Indicaciones y características endoscópicas
de la enfermedad celíaca.*

Para el diagnóstico mediante la cápsula endoscópica de la enfermedad celíaca se concluyó que gracias a su capacidad de magnificación, permitía establecer una terminología estándar (véase la figura 2):

- Patrón de mosaico.
- Mucosa plana con atrofia de las vellosidades.
- Pérdida de los pliegues circulares.
- Fisuras.
- Mucosa festoneada *«scalloping»*.

Bibliografía

1. Barnes RE, Ridder PH. Fat absortion in patients with functional intestinal lymphangiectasia and lymphangiectic cysts. Am J Gastroenterol 1993; 88: 887-90.

2. Toth E, Keuchel M, Riemann JF. Intestinal Lymphangiectasia en Keuchel, Hagenmuller, Fleischer. Atlas of video capsule endoscopy Ed Sprihger. Heidelberg 2006.

3. James SP. This month at the NIH: final statement of NIH Consensus Conference on celiac disease. Gastroenterology 2005; 128: 36.

4. Brunk D. Celiac disease going undiagnosed in over 95 %. Reumatology News 2007; 6: 27.

5. Freeman HJ. Adult celiac disease and the severe «flat» samll bowell biopsy. Dig Dis Sci 2004; 49: 535-45.

6. Abrams J, Damond B, Rotterdam H *et al.* Seronegative celiac disease: increased prevalence with lesser degrees of villous atrphy. Dig Dis Sci 2004; 49: 546-50.

7. Farre C, Humbert P, Vilar P *et al.* Serological markers and HLA-DQ2 haplotype among first degree relatives of celiac

diseases. Dig Dis Sci 1999; 44: 2344-349.

8. Farre C, Domingo-Domenech E, Font R. Celiac disease and lymphoma risk: A multicentric case-control study in Spain. Dig Dis Sci 2004; 49: 408-10.

9. Casellas Jorda F, Malagelada Benapres JR. Claroscuros en la enfermedad celíaca. Rev Esp Enf Dig 2008; 100: 1-4.

10. García MD, García C, Acuña MD *et al.* Prevalencia de la enfermedad celíaca en población de donantes de sangre aparentemente sanos en la Comunidad Autónoma de Madrid. Rev Esp Enf Dig 2007; 99: 337-42.

Capítulo 8

AINE. Miscelánea

1   Enteropatía por AINE. Miscelánea

Con anterioridad a la utilización de la cápsula endoscópica y de la enteroscopia de doble balón, valorar las lesiones producidas por los antiinflamatorios no esteroideos era limitada.

En la actualidad, más del 50 % de los pacientes que han sido tratados con AINE, presentan lesiones en el intestino delgado.[1,2,3,4] En un estudio realizado en el Hospital de Sant Pau gracias a la ayuda de un FIS (PI031208), se demostró que un 66 % de pacientes que consumen AINE tienen lesiones intestinales secundarias. Las lesiones producidas por estos fármacos son distintas dependiendo del tipo de fármaco empleado, la dosis utilizada, la edad, el tratamiento concomitante y las enfermedades asociadas que tenga el paciente. Se ha observado que los fármacos inhibidores de la COX-2 son menos lesivos que los AINE clásicos.[5]

La cápsula endoscópica permite visualizar los siguientes síntomas y patologías: petequias, aftas, erosiones, úlceras

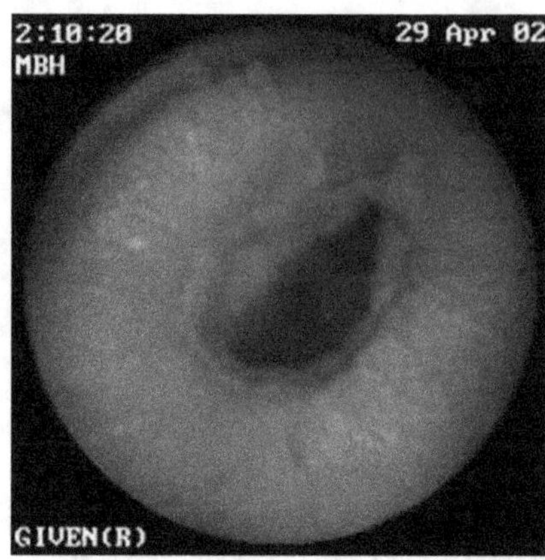

Figura 1. Estenosis «diafragma tipo» secundario a AINE.

y estenosis concéntricas, lesiones que pueden ser únicas o múltiples.

Una de las características de la patología por AINE es la estenosis de tipo diafragma, que tiene un grosor de entre dos y cuatro milímetros, y con un aspecto concéntrico. Estos diafragmas pueden ser únicos o múltiples[6] (véase la figura 1), y son consecuencia de fibrosis submucosa, pero no son intramurales, y en ocasiones pueden confundirse con pliegues circulares.

Se debe plantear siempre el diagnóstico diferencial de estas lesiones con las halladas en la enfermedad de Crohn e interrogar al paciente sobre la toma de AINE.

La presentación clínica más habitual es la hemorragia de origen oscuro o la anemia ferropénica; con menor frecuencia se presenta dolor abdominal consecuencia de crisis suboclusivas debidas a estenosis, ante cuya sospecha debe practicarse antes de indicar la cápsula, un tránsito del intestino delgado o un tac abdominal o RM con contraste. En caso de duda administrar previamente una cápsula reabsorbible.

2 Miscelánea

2.1 Enteritis radiógena

Esta patología se suele presentar pasado un año o más de la finalización de la radioterapia, consecuencia de lesiones vasculares, que dan lugar a una isquemia crónica. La manifestación clínica más frecuente es dolor abdominal, pero también puede presentarse diarrea e incluso malabsorción.

Las lesiones más comunes son: linfangiectasias, puntos y áreas hemorrágicas y zonas de estenosis, eritema y edema de la mucosa.

2.2 Enfermedad del órgano trasplantado contra el huésped

Pueden presentarse lesiones en el tracto gastrointestinal en el trasplante de médula ósea, siendo la clínica diarrea acuosa o sanguinolenta, dolor abdominal, náuseas y vómitos. El diagnóstico diferencial es con infecciones gastrointestinales causadas por citomegalovirus o *clostridium difficile.*

Las lesiones visualizadas por cápsula pueden ser: eritema, úlceras confluentes con sangrado espontáneo o erosiones.[8] Estas lesiones, en casos leves, son inespecíficas, pero siempre debe tenerse en cuenta la posibilidad de estenosis,[9] ante cuya sospecha se deberá utilizar en primer lugar una cápsula reabsorbible.

2.3 Enteropatía en pacientes con hipertensión portal

Es una entidad poco conocida, en la que la hemorragia es secundaria a varices ileales o duodenales, pero pueden presentarse también imágenes endoscópicas similares a las halladas en el estómago. Se cree que aproximadamente un 5 % de hemorragias por hipertensión portal son originadas en el intestino delgado.[10]

Bibliografía

1. Graham DY, Opekun AR, Willingham FF *et al.* Visible small-intestinal mucosal injury in chronic NSAID users. Clin Gastroenterol Hepatol 2005; 3: 133-41.

2. Maiden L, Thjodleisson B, Theodors A *et al.* A quantative

analysis of NSAID-induced small-bowell pathology by capsule endoscopy. Gastroenterology 2005; 128: 1172-178.

3. Sidhu R, Sanders DS, McAlindon ME *et al.* Capsule endoscopy for the evaluation of non-steroidal inflammatory drug-induced enteropathy. United Kingdom pilot data. Endoscopy 2006; 64: 1035.

4. Lanas A, *et al.* Nitrovasodilators, low dose aspirin, other nonsteroidal inflamatory drugs and the risk of upper gastrointestinal bleeding. N Engl J Med 2000; 343: 834-39.

5. Goldstein JL, Eisen GM, Lewis B *et al.* Video capsule endoscopy to prospectively asses small bowell injury with celecoxib, naproxen plus omeprazol, and placebo. Clin Gastroenterol Hepatol 2005; 3: 133-41.

6. Youfi MM, De Petris G, Leighton JA *et al.* Diaprhagm disease after use of non steroidal inflammatory agents. First report of diagnosis with capsule endoscopy. J Clin Gastroenterol 2004; 38: 686-91.

7. Martínez AD, González CB, Souto RJ *et al.* Hemorragia digestiva de origen oscuro: una complicación de la enteritis radiógena diagnosticada por cápsula endoscópica. Rev Esp Enferm Dig 2004; 96: 132-37.

8. Neumann S, Hoppmeyer K, Lange T *et al.* Wireless capsule endoscopy for diagnosis of acute intestinal graft versus host disease. Gastrintest Endosc 2007; 65: 403-09.

9. Eisen GM. Using capsule endoscopy to diagnose graft versus host disease: seeing is believing? Gastrointest Endosc 2007; 65: 410-11.

10. Rondonotti E, Villa F, Signorelli C *et al.* Portal Hypertensive Enteropathy. Gastrointestinal Endoscopy Clinics 2006; 16: 277-86.

Capítulo 9

Características e indicaciones de la cápsula de esófago

1 Características e indicaciones de la cápsula de esófago

1.1 *Características*

La cápsula endoscópica de esófago es un nuevo producto desarrollado por Given Imaging, basado en el mismo sistema que se utiliza para visualizar el intestino delgado. Por lo tanto, los componentes son: la cápsula, los sensores (en este caso sólo hay tres), la grabadora y la estación de trabajo.[1]

Los tres sensores se colocan respectivamente en la parte alta del esternón, en el apéndice xifoides y en la intersección del séptimo espacio intercostal con la línea perpendicular a la parte media de la clavícula izquierda.

La cápsula PillCam esófago (11 3 26 mm) tiene un peso de 3,7 g, un ángulo de visión de 147° y un tiempo de vida de treinta minutos, con lo que permite visualizar el esófago y también el estómago (véase la figura 1).

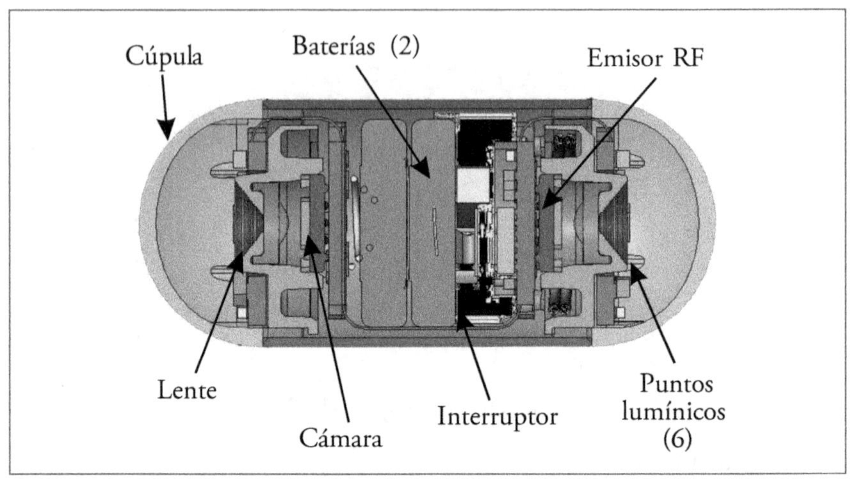

*Figura 1. PillCam ESO. Cápsula de doble cabeza para detección
de patologías del esófago.*

Se diferencia de la cápsula del intestino delgado porque tiene una visión doble, es decir, por los dos extremos de la cápsula, con dos cámaras en lugar de una; captura siete imágenes por segundo en cada extremo, lo que hace un total de catorce imágenes por segundo, es decir, un número superior al de la cápsula PillCam SB, por lo que recoge un total de hasta seiscientas ochenta imágenes en veinte minutos.

La preparación del paciente es diferente, ya que sólo se necesitan entre tres y seis horas de ayuno y ocho, si se quiere visualizar también el estómago.

El paciente ingiere la cápsula en decúbito supino durante cinco minutos, con el fin de prolongar el tiempo de paso por el esófago, y posteriormente se sentará de forma lenta y progresiva. Después de veinte minutos se retiran los sensores y la grabadora y esta última se conecta con la estación de trabajo. El método de lectura es idéntico al de la revisión del intestino delgado, aunque en este caso la revisión de las imágenes no dura más de veinte minutos.

1.2 Indicaciones

Las indicaciones son tres:[2]

- Cribaje varices del esófago.
- Cribaje esofagitis.
- Cribaje esófago de Barrett.

1.2.1 Screening *varices de esófago*

En la reunión de Consenso del año 2006 celebrada en Miami y París, se concluyó que la cápsula esofágica es un método fácil, con una mayor aceptación por parte del paciente que la endoscopia clásica y, además, es un método aceptable para el cribaje de la patología esofágica.

Se consideró que dado que en los pacientes con hipertensión portal es muy importante conocer si existen o no

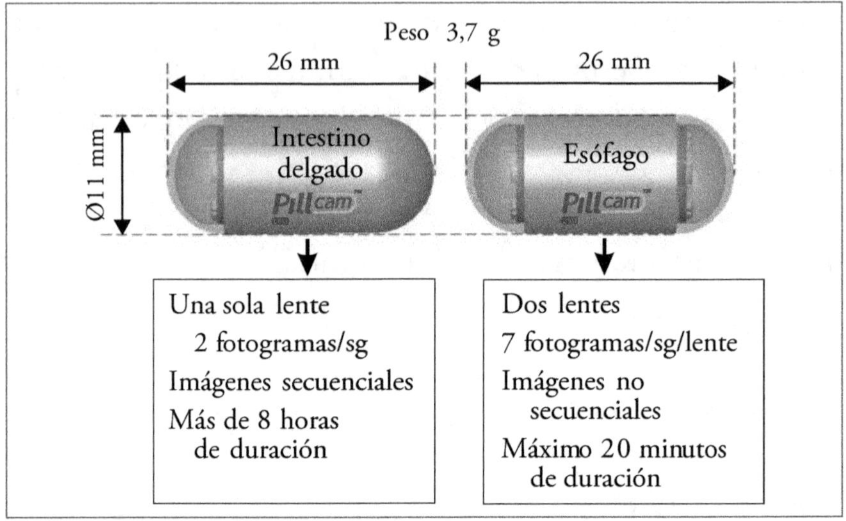

*Figura 2. Cápsula endoscópica esófago comparada con cápsula
intestino delgado.*

varices y el tamaño de las mismas, y ya que el cribaje de las varices representa realizar sucesivas endoscopias, la cápsula endoscópica tiene la ventaja de que es bien tolerada por el paciente y no precisa sedación, a pesar de que el coste es más elevado.

También se podrían beneficiar los pacientes a los cuales se les practicó una obliteración endoscópica de las varices mediante ligaduras y que precisan controles periódicos para detectar la aparición de nuevos cordones varicosos.

En un estudio piloto[3] se concluyó que su sensibilidad y especificidad, así como el valor predictivo positivo y negativo, era superior al 90 %.

1.2.2　Cribaje esófago de Barrett

En el estudio de Lin,[4] que lo comparó con la endoscopia clásica, observó una sensibilidad del 67 % y especificidad del 84 %, un valor predictivo positivo 22 % y predictivo negativo del 98 %, es decir, que la sensibilidad y especificidad era moderada y que, por tanto, estaría indicada en pacientes que no aceptaran la endoscopia clásica.

1.1.3　Cribaje de reflujo gastroesofágico y patología de esofagitis

Es una indicación en pacientes que presenten dificultades para la aceptación de la endoscopia clásica o tengan problemas en la sedación. Sin embargo, se necesitan nuevos estudios para llegar a unas conclusiones definitivas.

2　Conclusiones

Podemos concluir que, para el cribaje y el seguimiento de varices es una técnica recomendada, especialmente en aquellos pacientes que necesiten realizar continuas endoscopias de seguimiento, pero para estudio de esofagitis y Barrett no está bien definido el papel que desempeña la cápsula de esófago.

En relación con las contraindicaciones y complicaciones de la cápsula de esófago, se pueden consultar en el capítulo dos de este libro.

Bibliografía

1. Eliakim R, Yassin K, Shlomi Y et al. A novel diagnostic tool for detecting esophageal pathology: PillCam oesophageal video capsule. Alim Pharmacol Ther 2004; 20:1083-089.
2. Eliakim R, Sharma VK, Yassin K et al. A propective study of the diagnostic accuracy of Given Esophageal capsule endoscopy versus conventional upper endoscopy in patients with chronic gastroesophageal reflux diseases. J Clin Gastroenterol 2005; 39: 572-78.
3. Eisen GM, Eliakim R, Zaman A et al. The accuracy of PillCam ESO capsule endoscopy versus conventional upper endoscopy for the diagnosis of esophageal varices: a prospective three centers pilot study. Endoscopy 2006; 38: 31-5.
4. Lin OS, Schembre DB, Mergener K. Blinded comparison of esophageal capsule endoscopy versus conventional endoscopy for a diagnosis of Barret´s esophagus in patients with chronic gastroesophageal reflux. Gastrintest Endosc 2007; 65: 577-83.

Capítulo 10

Cápsula de colon. Características, preparación e indicaciones

Para la visualización del colon en pacientes en los que se sospeche que tienen una patología colónica, se puede utilizar la videocolonoscopia como estándar de oro y, además, actualmente, la colonoscopia virtual.[1,2,3,4,5] Como radiología clásica, destaca la enema opaca.

Given Imaging, con la experiencia adquirida con la cápsula del intestino delgado (PillCam SB) y la de esófago (PillCam ESO) y después de realizar nuevas investigaciones y estudios protocolizados,[6,7,8] recientemente ha comercializado una nueva cápsula destinada a la visualización del colon (PillCam Colon).

Esta nueva cápsula permite su utilización sin necesidad de sedar al paciente, es poco invasiva, no produce dolor y está especialmente indicada en aquellos pacientes para los cuales la videocolonoscopia es incompleta, para cribaje de pólipos en revisiones periódicas, cuando el paciente se niegue a la práctica de una colonoscopia, como examen del colon preventivo en familiares de cáncer de colon y como *screening* de cáncer de colon en la población de edad superior a cincuenta años. La sensibilidad de esta prueba ronda el 60 % y la especificidad, sobre un 73 % para detectar pólipos mayores de 6 mm.

1   Características

La cápsula de colon tiene visión en los dos extremos, con dos cámaras en su interior, cada una de las cuales capta dos imágenes por segundo. Las baterías que utiliza tienen una duración de entre nueve y diez horas de autonomía (la

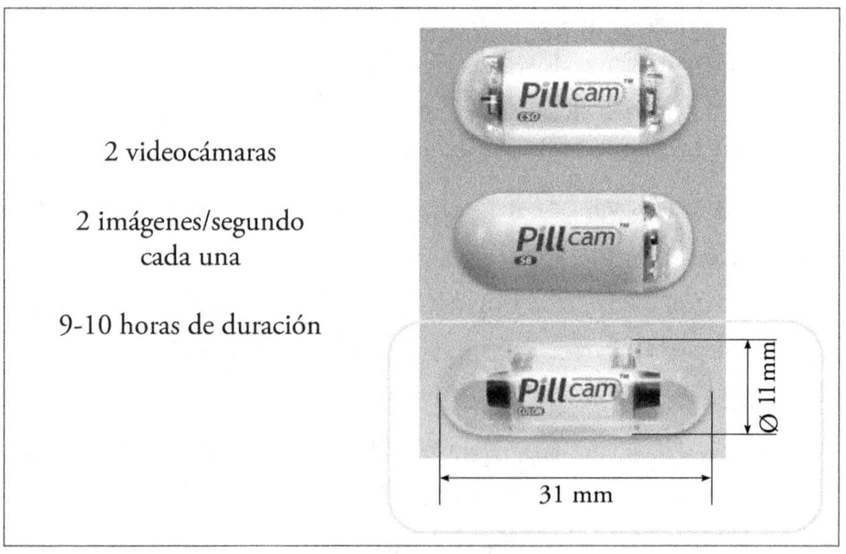

Figura 1. Cápsula de colon.

PillCam SB tenía una que duraba ocho horas). La cápsula de colon presenta una peculariedad con respecto a la del intestino delgado, dado que unos minutos después de su ingesta tiene la capacidad de hibernar entre setenta y cinco y ciento cinco minutos, mientras se desliza por el intestino delgado, con el fin de dar tiempo a una visualización de todo el colon.

Esta cápsula mide 31 mm, es decir, 6 mm más que la cápsula estándar; es la medida necesaria para que tenga una proporción peso/volumen que permita llegar y atravesar el colon en el tiempo máximo previsto de doce horas.

Además de disponer de la grabadora y la estación de trabajo, que son las mismas que para las otras cápsulas, también es posible disponer de un aparato adicional para visionar la cápsula en tiempo real, conveniente para constatar que ha llegado al intestino delgado en un intervalo corto de tiempo, y controlar la localización de la cápsula.

2 Preparación del paciente

La preparación del paciente sigue un proceso meticuloso:

- *Día previo.* Ingerir sólo líquidos acuosos (agua, soda, té, café negro), no lácteos ni derivados, ni bebidas con colorantes. A las 19 h, disolver los sobres de polietilenglicol-3350 en un litro de agua y cuyo contenido se tendrá que beber en un vaso grande cada diez o quince minutos durante una o dos horas, seguido de medio litro de líquidos claros.

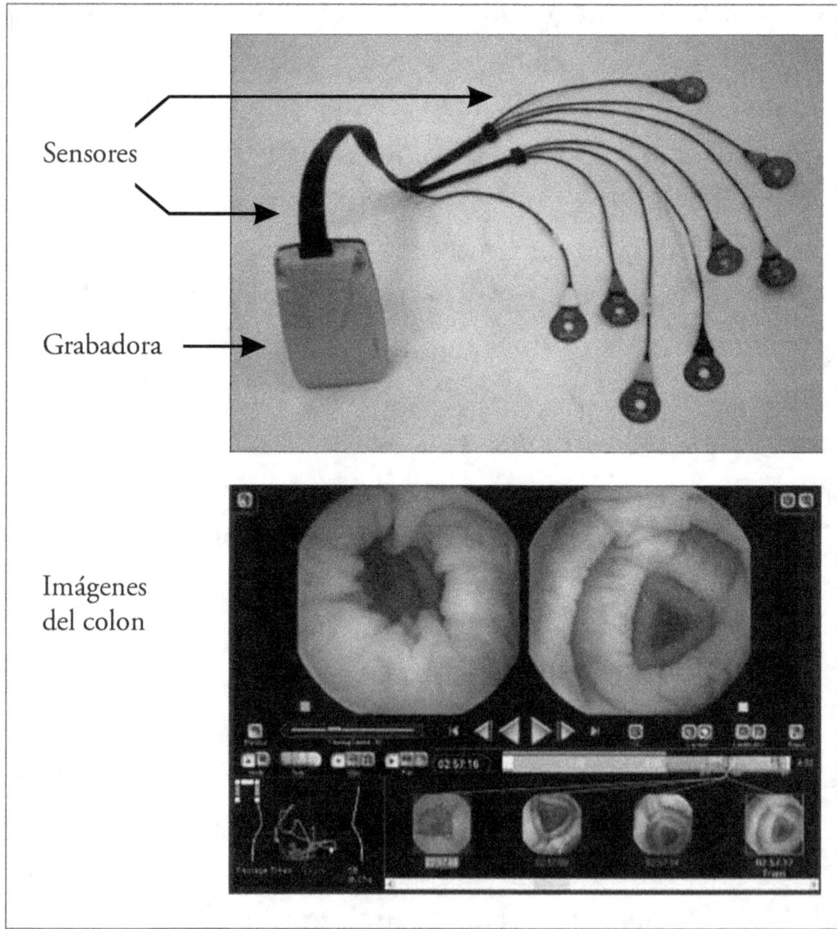

Figura 2. Grabadora, sensores y estación de trabajo.

- *Día de la exploración.* Entre las seis y la siete de la mañana, disolver los otros sobres de polietilenglicol en un litro de agua y beber un vaso cada diez o quince minutos seguido de medio litro de líquidos claros. A las 7:45 h ingerir dos comprimidos de domperidona de 10 mg con un vaso de agua. A las 8 h ingerir la cápsula. Posteriormente, a las 10 h, 45 ml de fosfosoda y beber 1 litro de agua durante la hora siguiente. A las 14 h, 30 ml de fosfosoda y beber 1 litro de agua durante la hora siguiente. A las 16:30 h, supositorio de 10 mg de bisacodilo.

  La cápsula se expulsa antes de las doce horas de su ingestión.

3 Indicaciones y contraindicaciones

Algunas de las indicaciones[6] de la cápsula endoscópica para el colon son las siguientes:

1. El paciente que no puede realizarse la colonoscopia convencional o en el que esta colonoscopia ha sido incompleta.
2. El paciente que presenta contraindicaciones para la sedación o que no desea que se le practique una colonoscopia convencional.

3. *Screening* de cáncer de colon en población de edad mayores de cincuenta años o, principalmente, en familiares de pacientes que han padecido un cáncer de colon.
4. En pacientes a los que se les haya extirpado pólipos y se tengan que hacer revisiones periódicas.
5. Controles en pacientes que padezcan una enfermedad inflamatoria intestinal.

3.1 Contraindicaciones

Entre las contraindicaciones, como ya se comentó en el capítulo 2, podemos destacar la sospecha de una estenosis en el tubo digestivo, incluido el colon, y tambien cuando la administración de fosfosoda está contraindicada por presentar el paciente una insuficiencia cardíaca o renal severa.

4 Futuro de la cápsula de colon

En el futuro, se espera poder controlar el progreso de la cápsula por radioestimulación, pudiendo introducirla por el ano y logrando visionar el colon en sentido retrógrado hasta el ciego, que se simplifique el método para limpiar el colon y que la cápsula endoscópica sea capaz de tomar biopsias.

Bibliografía

1. Betes M, Muñoz Navas M, Duque JM. Use of colonoscopy as a primary screening test for colorectal cancer in average risk people. Am J Gastroenterol 2003.

2. Levine JS, Anhen DJ. Clinical practice. Adenomatous polyps of the colon. N Engl J Med 2006; 355: 2551-557.

3. Bressler B, Paszat LF, Chen Z. Tasas de cáncer colorrectal nuevo o inadvertido tras una colonoscopia y sus factores de riesgo: análisis poblacional. Gastroenterology, edición española, 2007; 1: 41-8.

4. Imperiale TF. Toward risk stratification for screening and surveillance of colorectal neoplasia: one small step for the colonscopist. Gastroenterology 2007: 133: 1364-376.

5. Silva AC, Wellnitz CV, Hara AK. Three dimensional virtual dissection at CT colonography: unraveling the colon to search for lesions. Radiographics 2006; 26: 1669-686 Ed.

6. Eliakim R, Fireman Z, Gralnek IM *et al.* Evaluation of the Pill-Cam Colon capsule in the detection of colon pathology: results of the first multicenter, prospective, comparative study. Endoscopy 2006; 38(10): 963-70.

7. Shoofs N, Deviere J, Van Gossum A. PillCam colon capsule endoscopy compared with colonoscopy for colorectal tumor diagnosis: a prospective pilote study. Endoscopy 2006; 38(10): 971-77.

8. Fernández Urien I, Carretero C, Borda A, Bergwerk A, Gralnek IM, Muñoz Navas M. PillCam colon capsule en Herrerias, Mascarenhas. Atlas of Capsule Endoscopy. Sulime diseño soluciones SL. Sevilla. 2007, pp. 223-29.

Capítulo 11

Conclusiones

La cápsula endoscópica ha representado una extraordinaria innovación tecnológica, dado que una de las novedades más relevantes ha sido poder visualizar el intestino delgado de una forma no invasiva, en la que no se introduce ningún endoscopio ni hay sedación, simplemente se utiliza la toma de una cápsula denominada «endoscopia sin endoscopio» *(wireless capsule endoscopy)*, que se desplaza con los movimientos intestinales.

Las imágenes que recoge la cápsula se transmiten por radiofrecuencia a unos sensores localizados en el abdomen, y posteriormente una grabadora retiene toda la información. Una vez finalizada la prueba, los datos obtenidos se introducen en un software, que lee las imágenes endoscópicas en forma de vídeo con el soporte de un aparato informático.

La cápsula del intestino delgado, junto con las técnicas complementarias como la enteroscopia de doble balón y recientemente la endoscopia de un solo balón, permiten mejorar el diagnóstico y el tratamiento de la patología del intestino delgado.

La cápsula de esófago y especialmente la cápsula de colon son una de las últimas innovaciones tecnológicas de Given Imaging. Esta última competirá con la colonoscopia virtual, aunque hay que destacar que cada una de estas técnicas tiene un papel determinado en el diagnóstico y prevención del cáncer de colon, por lo que la cápsula endoscópica será complementaria a la colonoscopia convencional.

En el futuro próximo, las investigaciones que se llevan a cabo permitirán probablemente que la cápsula, además de ser una de las técnicas de diagnóstico, haga posible la práctica de biopsias y se pueda controlar a distancia su desplazamiento, mediante sistemas de radio u otro método.

Por otro lado, en un período breve de tiempo, las baterías que utiliza la cápsula endoscópica tendrán seguramente una duración de doce horas o más, y así con el uso de una sola cápsula se podrá visualizar el intestino delgado y el colon. Es posible que en un futuro próximo la cápsula efectúe un recorrido retrógrado del ano hasta el ciego mediante control a distancia.

Igualmente, dado que la videoendoscopia está progresando rápidamente mediante la magnificación y el detalle de la imagen endoscópica y se está consiguiendo una progresión continua en técnicas invasivas y terapéuticas, la cápsula endoscópica podrá ser empleada como un método de diagnóstico rutinario de cribaje de patología para todo el tracto gastrointestinal.

www.ingramcontent.com/pod-product-compliance
Lightning Source LLC
LaVergne TN
LVHW051302200726
843510LV00010B/1243